新ボディダイナミクス入門

片麻痺者の歩行と短下肢装具

Web 動画付

山本　澄子●江原　義弘
萩原　章由●溝部　朋文　著

医歯薬出版株式会社

This book was originally published in Japanese under the title of:

SHIN BODI-DAINAMIKUSUNYÛMON
—KATAMAHISYA-NO HOKÔ-TO TANKASHISÔGU
（Introduction to Body-Dynamics—New Edition
—Hemiplegic Gait and Ankle Foot Orthosis）

Editors:
YAMAMOTO, Sumiko
　　Professor, Graduate School
　　International University of Health and Welfare
EHARA, Yoshihiro
　　Professor, Graduate School
　　Niigata University of Health and Welfare

VICON MOTION SYSTEMS grants official permission for Ishiyaku Publishers Inc. to distribute
Polygon Reader to be used in conjunction with Dr. Ehara and Dr. Yamamoto's textbook about
dynamics of human motion to be entitled "Introduction to Body-Dynamics：
Hemiplegic Gait and Ankle Foot Orthosis".

© 2018 1st ed.

ISHIYAKU PUBLISHERS, INC.
　7-10, Honkomagome 1 chome, Bunkyo-ku,
　Tokyo 113-8612, Japan

まえがき

　リハビリテーションの分野では，脳血管障害後遺症による片麻痺者の機能回復が大きな課題です．ボディダイナミクス入門シリーズでは，第1集「立ち上がり動作の分析」，第2集「歩き始めと歩行の分析」で，力学的視点から健常者の動きを解説し，第3集で初めて身体に障害のある方の動きとして片麻痺者の歩行を取り上げました．

　本シリーズでは第1集，第2集ともに1人の方の動きを細かく分析して解説するというスタイルをとってきましたが，このたび「立ち上がり動作」と「歩行の分析」を1冊にまとめ，シリーズのリニューアルをはかりました．

　本書では片麻痺者の歩行中の身体運動について詳しく解説しています．片麻痺者の歩行は個人差がたいへん大きいため，1人の方の動きの分析だけでは十分な解説ができないのではないかと考えましたが，実際にデータを計測して分析してみると，1人の方の動きのなかに片麻痺者の歩行に共通した多くの特徴を見つけることができました．

　骨盤や体幹の動き，矢状面以外の身体の動きについては十分な分析がなされていません．また，第Ⅱ部で扱った短下肢装具では，装具の種類による歩行への影響について十分な解説ができなかった反省点があります．しかし，本書で解説した内容を理解することによって，片麻痺者の歩行の本質がある程度見えてくるのではないかと思っています．

　歩行を正しく理解することによって，よりよい治療の方策が得られると考えます．本書が片麻痺の障害をおもちの方のリハビリテーションに少しでも役立つことを願っています．

　本書の発刊に際しては多くの方のお世話になりました．Aさんにはビデオ画像を含めて本書に掲載されることのご承諾をいただいております．計測にあたっては，元横浜市立脳血管医療センター（現 横浜市立脳卒中・神経脊椎センター）リハビリテーション部長・佐鹿博信先生にたいへんお世話になりました．歩行計測とビデオ撮影の際には，横浜市立脳血管医療センター（現 横浜市立脳卒中・神経脊椎センター）三次元動作解析クリニックの皆様にご協力いただきました．本書付録のCG動画は，3次元動作分析システムVICON用に開発されたPolygonソフトウェアを使用して作成したものを元にしました．本書のイラストは，元 国際医療福祉大学理学療法学科の勝平純司氏（現 新潟医療福祉大学義肢装具自立支援学科）にご協力いただきました．これらの方々に対し，ここに感謝の意を表します．

　2018年9月

山本澄子　江原義弘

萩原章由　溝部朋文

本書の読み方
──付録 Web 動画について

　本書には，Polygon ソフトウェアで作成した 3 次元コンピュータ・グラフィックスによる動作分析の結果を動画（本書ではこれを CG 動画と呼びます）で収録した Web アプリケーションが付属しています．

　本文中でアミ伏せ（例：図 I -1-1）になっている図番は，対応する CG 動画が収載されていることを意味しています．活用して理解を深めてください．

◆収録内容

・3 次元 CG やグラフは，21 歳・健常男子（身長 170 cm，体重 65 kg）の歩行データに基づきます．
　A さんは 77 歳，158 cm，51 kg です．CG のサンプリング周波数は 60（毎秒 60 コマに相当），動画は毎秒 30 コマです．

◆動作環境

・OS：Windows 7 以降，Mac OS X 10.11 以降
・ブラウザ：Internet Explorer 11，Microsoft Edge，Google Chrome 最新版，Safari 最新版
・ディスプレイ：1024×768 ドット以上
・インターネットに接続された環境
※フィーチャーフォン，スマートフォンには対応していません．

◆ Web 動画の利用方法

1. 以下のサイトへアクセスします．
　https://www.ishiyaku.co.jp/ebooks/265710/
2. パスワードを求められた場合は，以下を入力して認証ボタンを押します．
　パスワード：body2
3. 目次画面が表示されたら，メニューにある項目をクリックして CG 動画をご覧ください．
4. 操作方法の詳細については，メニュー内にある「本アプリケーションの使い方」をご参照ください．

目　次

まえがき/iii
本書の読み方——付録Web 動画について/iv

第Ⅰ部　片麻痺者の歩行 ————————————————— 1

1．ビデオでみてみましょう ………………………………………… 2

2．マーカー貼布位置と関節中心点の推定 ……………………… 4

3．立　位 ………………………………………………………………… 6

4．歩行の基本データ ………………………………………………… 8

5．重心の動き …………………………………………………………… 10

6．床反力 ………………………………………………………………… 18

　　1　床反力ベクトルの動き ………………………………………… 18
　　2　床反力上下方向成分 …………………………………………… 20
　　3　床反力前後方向成分 …………………………………………… 27
　　4　床反力左右方向成分 …………………………………………… 31
　　5　床反力作用点 …………………………………………………… 34

7．身体の動き …………………………………………………………… 36

　　1　下肢関節角度 …………………………………………………… 36
　　2　体幹の動き ……………………………………………………… 41
　　3　身体全体の動き ………………………………………………… 46

8．関節モーメント …………………………………………………… 48

　　1　関節モーメントとは何か ……………………………………… 48
　　2　立位時の関節モーメント ……………………………………… 52
　　3　歩行中の床反力ベクトルと関節の位置関係 ……………… 55

| | 4 | 下肢関節モーメント | 57 |
| | 5 | 体幹に加わるモーメント | 63 |

9. 関節モーメントのパワー 66

	1	関節モーメントのパワーとは	66
	2	健常歩行中のパワー	69
	3	片麻痺者の歩行中のパワー	72

10. 片麻痺者の歩行の特徴 74

	1	麻痺側の立脚初期	76
	2	麻痺側の立脚中期	78
	3	麻痺側の立脚後期	80
	4	麻痺側の遊脚期	83

第Ⅱ部　短下肢装具を使用した歩行 —————————— 85

1. 短下肢装具の機能 86

	1	足関節まわりの筋の働き	86
	2	短下肢装具の機能分類	89
	3	歩行中の短下肢装具の働き	91

2. 装具なし歩行と装具歩行 93

	1	ビデオでみてみましょう	93
	2	歩行の基本データ	96
	3	麻痺側の立脚初期	98
	4	麻痺側の立脚中期	111
	5	麻痺側の立脚後期	114
	6	麻痺側の遊脚期	116
	7	体幹の動き	117
	8	短下肢装具による歩行の改善	118

3. 他の短下肢装具との比較 120

	1	使用した短下肢装具	120
	2	ビデオでみてみましょう	121
	3	歩行の基本データ	122
	4	2つの短下肢装具による歩行の比較	124

5 短下肢装具による背屈制動の意味 ································· 136

４．短下肢装具の機能を使用者に合わせるために ··············· 138

付　録：マーカー位置から下肢関節中心位置を推定する方法 ················· 141

索　引 ··· 143

第Ⅰ部

片麻痺者の歩行

1 ビデオでみてみましょう

■片麻痺者の歩行

　片麻痺者の歩行は個人差が大きく，一人ひとりが異なった特徴を示します．したがって，すべてについて説明することはむずかしいため，ここでは1名の片麻痺者の歩行について詳しくみていきます．

　対象となるAさん（77歳，男性，右片麻痺）の情報を表Ⅰ-1-1に示します．3章以降のデータを使った説明では，片麻痺者に共通した特徴なのか，あるいはAさんに固有の特徴なのかを区別していきます．本書では，比較のために健常者（21歳，男性，身長170 cm，体重65 kg）のデータも使用します．

■立位
■装具なし歩行

　まず，Aさんのビデオをみてみましょう．立位（図Ⅰ-1-1）では，Aさんは体重を左右均等にかけて立っているようにみえます．Aさんの装具なし歩行（図Ⅰ-1-2）では，片麻痺者の歩行としてよくいわれている以下の特徴がみられます．

・歩行速度が遅い．
・左右の歩幅が不均等．

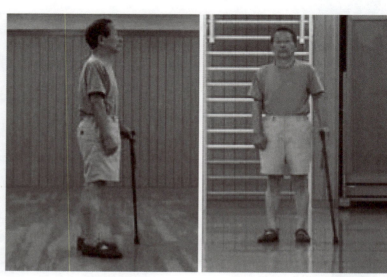

a. 矢状面　　　　　　　　b. 前額面

図Ⅰ-1-1　Aさんの立位

1. ビデオでみてみましょう

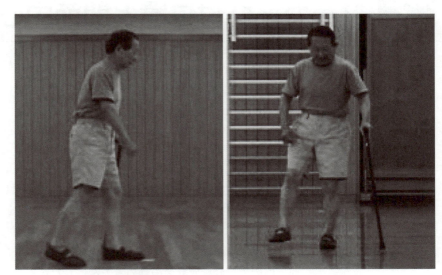

a. 矢状面　　　　　　　　　　　b. 前額面

図Ⅰ-1-2　Aさんの歩行

表Ⅰ-1-1　Aさんの情報

性別		男性
年齢		77歳
身長		158 cm
体重		51 kg
診断名		脳梗塞
障害名		右片麻痺
発症からの月数		12カ月
筋緊張		やや亢進
感覚	表在	鈍麻
	深部	鈍麻
片麻痺機能テスト（下肢）		stage Ⅳ
ROM		特記事項なし
歩行	屋内	自立
	屋外	自立

・麻痺側のつま先接地．

・離床困難．

・遊脚期のぶん回し．

・体幹が直立でない．

　このほかにもいろいろな特徴がみつけられると思います．これらがデータとしてどのように表現されるかを想像しながら，ビデオをよくみておいてください．

2 マーカー貼付位置と関節中心点の推定

■ 3次元動作分析装置

■ 関節中心点

　本書データは，3次元動作分析装置を使用して計測しました．3次元動作分析装置では，身体に貼付したマーカーの3次元位置を時々刻々コンピュータに取り込みます．ここでは，マーカーの身体への貼付位置を図示し，さらにマーカー位置から下肢各関節中心点を推定する方法について説明します．今回は臨床歩行分析研究会の勧める方法にしたがって，以下に示す14カ所にマーカーを貼付しました（図Ⅰ-2-1）．

・左右肩峰
・左右股関節（大転子と上前腸骨棘を結ぶ線上で大転子から3分の1の点）
・左右膝関節（大腿骨遠位部最大左右径の高さで矢状面内の膝蓋骨を除いた幅の中央）
・左右足関節（外果点）
・左右第5 MP関節（第5中足骨骨頭）
・左右肘関節
・左右手関節

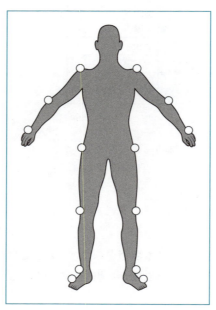

図Ⅰ-2-1　マーカー貼付位置

2. マーカー貼付位置と関節中心点の推定

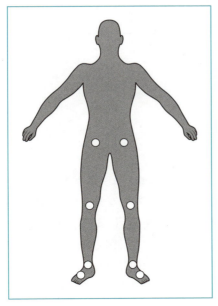

図 I-2-2　関節中心点

■ 関節中心点

■ 股関節点

■ 膝関節点

■ 足関節点

■ MP 関節点

■ 踵点

　関節角度と関節モーメントなどの計算の際には，前述のマーカー貼付位置から身体内部の関節中心点を推定して計算をしています．推定の方法は以下のとおりです．

　股関節点：左右の股関節マーカーを結んだ直線にそって，線長の 18% ずつ内挿する．

　膝関節点：膝関節マーカー，足関節マーカー，MP 関節マーカーのつくる平面に垂直に膝関節マーカーから身長の 2.6% 内挿する．

　足関節点：膝関節マーカー，足関節マーカー，MP 関節マーカーのつくる平面に垂直に足関節マーカーから身長の 2% 内挿する．

　MP 関節点：膝関節マーカー，足関節マーカー，MP 関節マーカーのつくる平面に垂直に MP 関節マーカーから身長の 2.3% 内挿する．

　踵点：静止立位時の足関節マーカー，MP 関節マーカーと踵との相対位置関係をもとに計算によって割り出す．

　図 I-2-2 に計算で求められた関節中心点を○で示します．動作中の関節中心については，計測されたデータから 1 コマごとに関節中心の推定を行っています．マーカーの貼付位置と関節中心点の推定方法の詳細につきましては付録（141 ページ）を参照してください．

　なお，本テキストには，1 秒間に 60 コマ（60 Hz）で計測した CG を動画で収録しています．

3 立 位

■ 立位

まずAさんの立位をコンピュータグラフィックスによる動作を記録した動画（以下，CG動画）でみてみましょう（図Ⅰ-3-1）．身体をスティックピクチャーで描いています（図Ⅰ-3-2）．スティックピクチャーの関節点は，前章で示した関節中心点です．図の●はマーカーの貼付位置，○はマーカー貼付位置から計算で求めた関節中心位置です．頭頂点と踵点は計算で求めています．またスティックピクチャーの足先はつま先ではなく，MP関節点であることに注意してください．

■ MP関節点

両足を開いて立っていることがわかります．左右の足底から出ているのが床反力ベクトルです（図Ⅰ-3-1）．ベクトルの長さが長いほど床反力が大きいことを示します．Aさんの床反力上下方向成分は麻痺側242 N（ニュートン），非麻痺側252 Nで，左右合成床反力の上下方向成分は494 Nです．この値は重心に加わる重力に相当します．質量mの物体に加わる重力はm×g（gは重力加速度：9.8 m/s^2）ですから，このことからAさんの体重は，50.4 kg（494÷9.8＝50.4）であると考えられます．Aさんの左右足の荷重の割合をみると麻痺側は体重の49％，非麻痺側は51％です．Aさんは左右ほぼ均等に立っていますが，多くの片麻痺者では麻痺側の荷重が非麻痺側よりも小

■ 床反力ベクトル
■ 床反力上下方向成分
■ 重心
■ 重力
■ 重力加速度

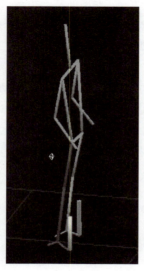

図Ⅰ-3-1　Aさんの立位（左右の床反力ベクトル）

3. 立位

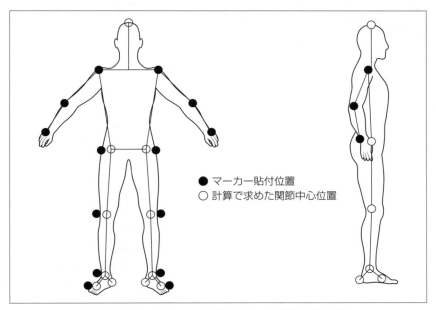

図Ⅰ-3-2　スティックピクチャーの関節中心位置

さいことはよくみられる現象です.

■ 床反力作用点
■ 足圧中心

　床反力ベクトルの根もとの点は床反力作用点（COP：center of pressure）とよばれ，左右各足の足圧中心を示します．左右のCOPを比較すると，麻痺側でややつま先寄りになっていることがわかります．数値でみると約3cm前方寄りです．これは麻痺側では前足部の荷重が大きいことを示します．床反力より，足関節まわりの筋の働きをある程度推定することができますが，これについては第8章（関節モーメント）で詳しく説明します．

4 歩行の基本データ

　さていよいよ歩行です．ここからは計測値から計算されたデータを用いて，健常者の動きと対比させながら説明していきます．

　まず，歩行の基本データである歩行速度，歩幅，時間因子についてみてみましょう．健常者のデータを表Ⅰ-4-1aに，Aさんのデータを表Ⅰ-4-1bに示します．歩行計測時のAさんは運動靴を装着しています．ビデオでは杖を使用していますが，計測時には使用していません．Aさんの平均歩行速度は遅く，健常者の約22.7％です．歩行速度はストライド長を歩行周期で割れば求められます．Aさんのストライド長は健常者より小さく，歩行周期は長いことがわかります．このことより，Aさんはストライド長と歩行周期の両方の要因によって歩行速度が遅くなっているといえます．

　次に歩幅と時間因子の左右対称性についてみてみましょう．健常者では左右の歩幅がほとんど同じですが，Aさんの歩幅は不均等で麻痺側の歩幅は非

■ 歩行速度

■ ストライド長

■ 歩行周期

■ 歩幅

表Ⅰ-4-1a　健常者の歩行基本データ

	歩行周期（s）					ストライド長（m）	平均歩行速度（m/s）
	1.047					1.218	1.163
右側	両脚支持期1	単脚支持期	両脚支持期2	遊脚期	歩幅		
	0.187	0.360	0.170	0.330	0.598		
左側	両脚支持期1	単脚支持期	両脚支持期2	遊脚期	歩幅		
	0.170	0.330	0.170	0.360	0.620		
対称性（右側/左側）％	110.0	109.1	100.0	91.7	96.5		

表Ⅰ-4-1b　Aさんの装具なし歩行基本データ

	歩行周期（s）					ストライド長（m）	平均歩行速度（m/s）
	1.602					0.423	0.264
麻痺側	両脚支持期1	単脚支持期	両脚支持期2	遊脚期	歩幅		
	0.469	0.337	0.269	0.538	0.152		
非麻痺側	両脚支持期1	単脚支持期	両脚支持期2	遊脚期	歩幅		
	0.269	0.516	0.469	0.337	0.271		
左右対称性（麻痺側/非麻痺側）％	174.2	65.3	57.4	159.2	56.1		

麻痺側の 56.1％です．A さんは麻痺側の歩幅が小さい，すなわち麻痺側が前に出にくい歩行をしています．多くの片麻痺者は A さんと逆の傾向，つまり麻痺側の立脚期に非麻痺側が前に出にくい歩行を示します．場合によっては，非麻痺側が麻痺側より前に出ない，いわゆる揃え型歩行を示す場合もあります．時間因子をみると，麻痺側の単脚支持期が非麻痺側よりも短く，両脚支持期の割合が大きくなっています．これはすべての片麻痺者にみられる特徴です．また両脚支持期の延長は，片麻痺に限らず高齢者の歩行や，若年健常者でも歩行速度が遅い場合にみられる特徴です．

■ 時間因子

　歩行の基本データについて，健常者と比較した A さんの特徴をまとめると以下のようになります．
　　・歩行速度が遅い．
　　・歩行周期が長い．
　　・ストライド長が短い．
　　・左右の歩幅が不均等．
　　・麻痺側の単脚支持期が短い．
　　・両脚支持期が長い．

5　重心の動き

　健常者の歩行のCG動画を図Ⅰ-5-1に，Aさんの歩行のCG動画を図Ⅰ-5-2に示します．身体重心位置は，体節の質量分布と姿勢によって決まります．ここでは，3次元動作分析装置によって計測されたマーカーの位置から各体節の位置を知り，それらのデータから合成された身体重心を求めました．この計算を1コマごとに行って軌跡として表現したのが図中の白い曲線です．

■ 身体重心

　矢状面から記録したCG動画をみて，まず上下方向の重心の動きをみてみましょう．健常者の歩行では，歩行1周期中に2回の山と谷があることがわかります．単脚支持期には重心が高く，両脚支持期には低くなります．これは片脚で立っているときには高く，両脚を広げて立てば低くなるので当然のことといえます．それでは重心の上下動の変動幅はどのくらいでしょうか．そこで健常者の歩行中の重心の高さの時間変化を図Ⅰ-5-3に示します．以下の図では両脚支持期を網掛けで示します．

■ 重心の高さの時間変化

■ 重心の軌跡

　この図とCG動画の重心の軌跡はよく似ていますが，意味が違うことに注意してください．図Ⅰ-5-3では横軸が時間で，時間に対する重心の高さの

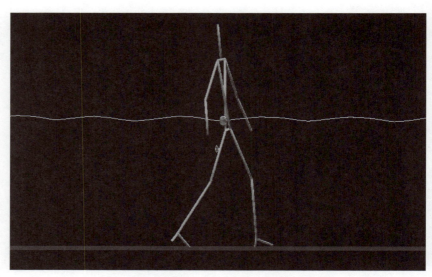

図Ⅰ-5-1　健常者の歩行（重心，重心の軌跡）

5. 重心の動き

変化を表しています．これに対して，CG動画の図Ⅰ-5-1の軌跡の横軸は重心の進行方向位置になります．健常者の歩行では，進行方向にはほぼ一定速度で歩行しているために，時間変化のグラフと軌跡が図としては同じようにみえるのです．図Ⅰ-5-3より，健常者の重心の上下動の変動幅をみると2〜

■ 重心の上下動

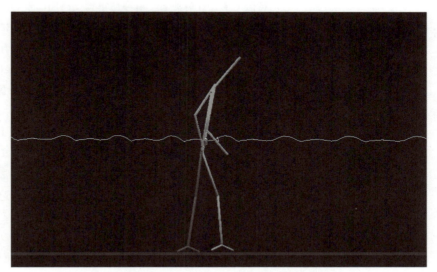

図Ⅰ-5-2　Aさんの歩行（重心，重心の軌跡）

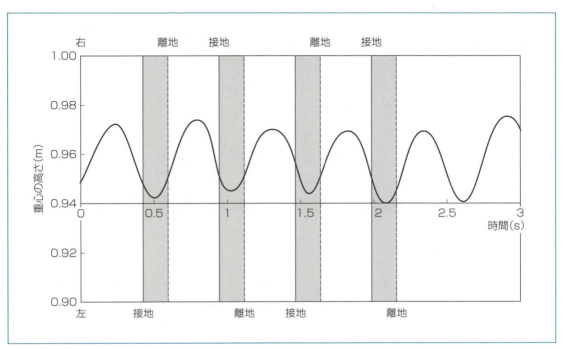

図Ⅰ-5-3　健常者の歩行中の重心の高さの時間変化
（以下の図は，両脚支持期に網掛けしてあります）

第Ⅰ部 片麻痺者の歩行

3cmであることがわかります.

Aさんの歩行についても重心の上下動をみてみましょう．CG動画でみると，1歩行周期の重心の山は2回ありますが，非麻痺側（左側）の単脚支持期の重心に比べて，麻痺側（右側）単脚支持期の重心の山が低いことがわかります．この山の高さの違いは，程度の差があっても片麻痺者の歩行に共通した特徴です．片麻痺者で麻痺側単脚支持期に重心が上がらない原因は，筋活動が不十分で立脚初期からの重心移動がなめらかに行われずに，立脚中期での頭部・体幹・下肢の直立アライメントをとりきれないためと考えられます．これは非常に重要な特徴ですので，第Ⅰ部の最後にもう一度説明します．Aさんの歩行中の重心の高さの時間変化のグラフを図Ⅰ-5-4に示します．変動の幅は約4cmで，健常者よりも大きくなっています．

次に前後方向の重心の動きをみてみましょう．図Ⅰ-5-5に健常者とAさんの進行方向の重心位置の時間変化のグラフを示します．進行方向は前方向がプラスです．どちらもほぼ直線にみえますが，健常者のグラフで直線の傾きが大きくなっています．これは健常者の平均歩行速度が速いことを示します．ほぼ直線にみえる重心の動きですが，速度でみるとどうなるでしょう．図Ⅰ-5-6に健常者の歩行中の重心の進行方向速度の変化を示します．ほぼ一直線にみえた重心の動きでも，歩行1周期中で2回の速度の山があり，両脚支持期に速度が大きくなっていることがわかります．重心の上下方向の動

■ 重心移動
■ 直立アライメント
■ 重心の高さの時間変化
■ 進行方向の重心位置の時間変化
■ 重心の進行方向速度

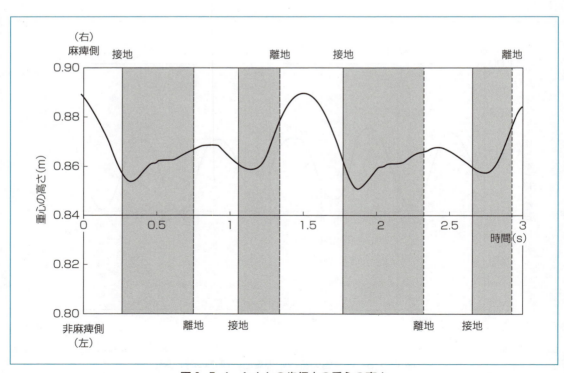

図Ⅰ-5-4　Aさんの歩行中の重心の高さ

5. 重心の動き

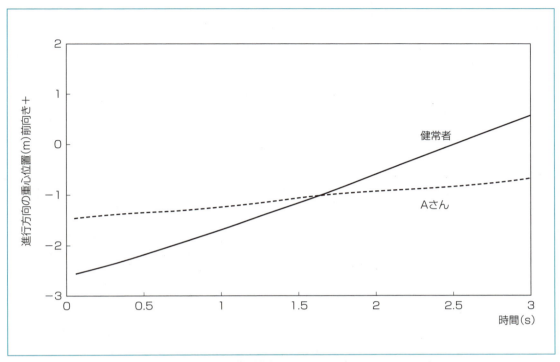

図Ⅰ-5-5　歩行中の進行方向の重心位置（健常者とAさん）

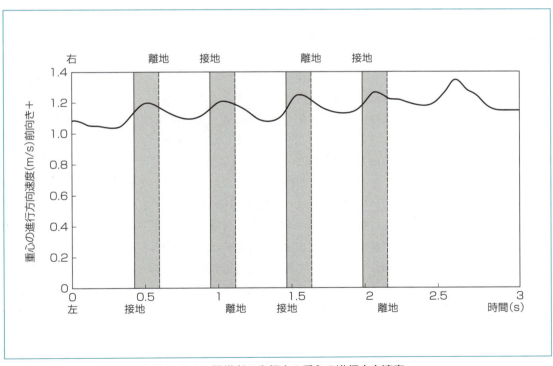

図Ⅰ-5-6　健常者の歩行中の重心の進行方向速度

第Ⅰ部　片麻痺者の歩行

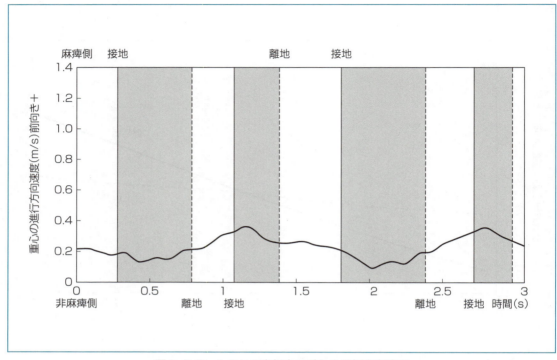

図Ⅰ-5-7　Aさんの歩行中の重心の進行方向速度

きとともに考えると，健常者では単脚支持期に重心が高くなり，両脚支持期に速く前に進みながら歩行していることがわかります．図Ⅰ-5-7にAさんの重心の進行方向速度を示します．健常者と比較して平均歩行速度が小さいだけでなく，速度の変動が大きくなっています．両脚支持期にみられた山は非麻痺側接地後の両脚支持期に大きくなりますが，麻痺側接地後の両脚支持期では谷になったままです．先にAさんの歩行では，麻痺側の単脚支持期に重心が高くならないことを述べましたが，麻痺側の立脚初期には本来起こるはずの前方移動も起こっていないことがわかります．

■ 前方移動

■ 矢状面の重心の動き

重心の上下方向と前後方向の動きがわかったところで，矢状面の重心の動きについて考えてみます．図Ⅰ-5-8は矢状面の重心の動きと足部の位置を模式的に描いたものです．単脚支持期に上昇した重心は踵離れまでの間に前下方に落下していきます．この様子は，重い身体が足関節を中心として前方に回転していく動きであり，足関節を軸とした倒立振り子として考えることができます．単脚支持期で床面に接しているのは片方の足底だけなので，このときの支持基底面は一方の足底です．健常者の歩行のCG動画（図Ⅰ-5-1）で，重心と支持基底面の関係をみてください．立脚後期に重心は支持基底面を越えて，大きく前方移動していることがわかります．重心の前下方移動は重力を利用した振り子の動きなので，大きく前方移動するほど速度が速くなります．すなわち，健常者の歩行では大きな歩幅をとってぎりぎりまで

■ 重心と支持基底面

5. 重心の動き

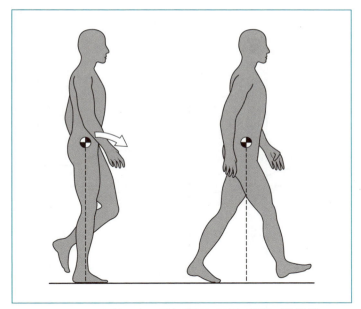

図Ⅰ-5-8　矢状面内の重心位置と足部の位置（健常者）

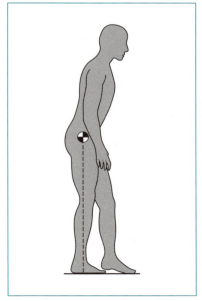

図Ⅰ-5-9　矢状面内の重心位置と足部の位置（Aさん）

重心を落下・前方移動させ，重心上昇による位置エネルギーを進行方向への速度のエネルギーに変換しているのです．

　一方，Aさんの歩行ではどうでしょうか．Aさんの歩行のCG動画（図Ⅰ-5-2）で麻痺側立脚期の重心と支持基底面の関係をみてみましょう．Aさんの重心は麻痺側の単脚支持期で上昇しないばかりでなく，前に進みだそうとするとすぐに反対側の非麻痺側の接地がみられます（図Ⅰ-5-9）．すなわち，麻痺側の足では重心が支持基底面を越えて落下する様子がみられません．健常者でみられる基底面を越えた重心の落下が，Aさんでなぜみられないかについては，後に詳しく説明します．

■ 重心の軌跡

　次に前額面から重心の軌跡をみてみましょう．CG動画図Ⅰ-5-1の健常者の歩行を後ろからみると，重心が左右に振れながら動いている様子がわかります．両脚支持期に谷をつくりながら，右足の単脚支持期には重心は右寄り上方になり，左足の単脚支持期には左寄り上方になります．健常者の重心の

■ 重心の左右の動きの時間変化

左右の動きの時間変化をグラフにしたのが図Ⅰ-5-10です．振幅は約2～3cmです．次にCG動画図Ⅰ-5-2でAさんの重心の動きを前額面でみてみましょう．両脚支持期で谷をつくりながら左右に動く様子は健常者と同じですが，健常者と比較し左右の振幅が大きいことがわかります．これを時間変化のグラフに描くと図Ⅰ-5-11となり，左右の振幅は約7～8cmです．重心の左右振幅の増加は健常者でも歩行速度が遅いときにみられる現象です．

■ 水平面内の重心の軌跡

　最後に水平面内の重心の軌跡をみてみましょう．健常者（図Ⅰ-5-1）とAさん（図Ⅰ-5-2）のCG動画を比較すると，Aさんでは前額面でみたの

15

第Ⅰ部　片麻痺者の歩行

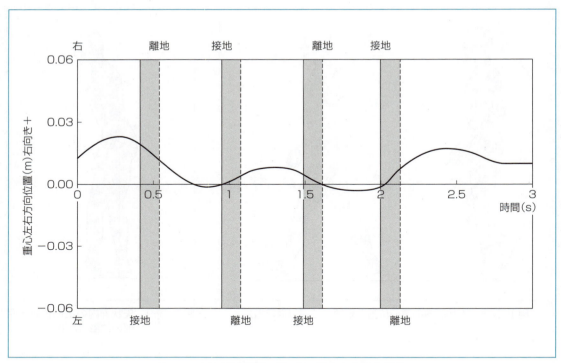

図Ⅰ-5-10　健常者の歩行中の重心左右方向位置

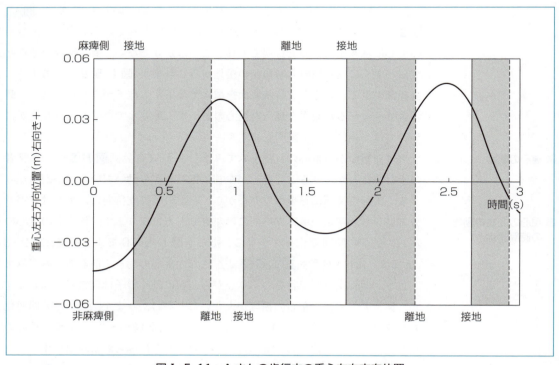

図Ⅰ-5-11　Aさんの歩行中の重心左右方向位置

5. 重心の動き

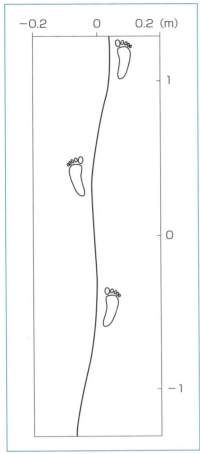

図Ⅰ-5-12　健常者の歩行中の重心水平面内軌跡

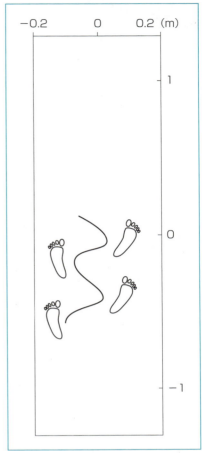

図Ⅰ-5-13　Aさんの歩行中の重心水平面内軌跡

と同様に左右の振幅が大きいことがわかります．図Ⅰ-5-12，図Ⅰ-5-13に水平面内の重心の軌跡を示します．この図は縦方向を圧縮して描いています．参考のために左右の足跡を追加表示しました．健常者の歩行では重心は左右にわずかに揺れながら，左右の足のほぼ中心を移動していることがわかります．Aさんの結果では，重心の振幅が大きく，非麻痺側（左）寄りにあることがわかります．後の章で，Aさんの重心の動きがこのようになる原因を少しずつ探っていきましょう．

■ 重心の動き

重心の動きについて，健常者と比較したAさんの特徴をまとめると以下のようになります．

・麻痺側立脚期で重心の上方移動がない．
・非麻痺側から麻痺側への両脚支持期に重心の前方移動速度が増加しない．
・麻痺側では重心が支持基底面を超えて前方移動しない．
・重心の左右振幅が大きく，非麻痺側に寄っている．

6 床反力

1 床反力ベクトルの動き

■床反力

　床反力は，足底が床に接触している際の反力を1本の矢印（ベクトル）で表したものです（図I-6-1）．ベクトルの長さが床反力の大きさを表し，方向が力の方向を表します．床反力は足が床を蹴る力の反力ですから，床反力ベクトルと同じ大きさで反対方向に足が床を蹴っていることを示します．床反力ベクトルがどこから出ているかも重要です．ベクトルの根もとの位置を床反力作用点（COP：center of pressure）とよび，足底の荷重の中心点です．COPは別のいい方では足圧中心点ともよばれます．COPの動きから，足底の接床の様子がわかります．

■床反力ベクトル

■床反力作用点
■足圧中心点

　まずCG動画で左右足別の床反力の動きをみてみましょう．健常者のCG動画を図I-6-2，AさんのCG動画を図I-6-3に示します．ベクトルの長さと方向，COPの位置に注意しながら，床反力ベクトルを観察してみてください．次を読む前にまず，自分でわかることをみつけ出してみましょう．

■床反力ベクトルの長さの変化

　健常者の歩行を矢状面内でみると，床反力ベクトルの長さの変化が大きく，前後の傾きが大きいことがわかります．COPは立脚初期のわずかな時間，踵に発生して徐々につま先に移動しています．COPが前方に移動しながら，後ろ向きだった床反力が短くなりながら直立して，立脚後期には再び大

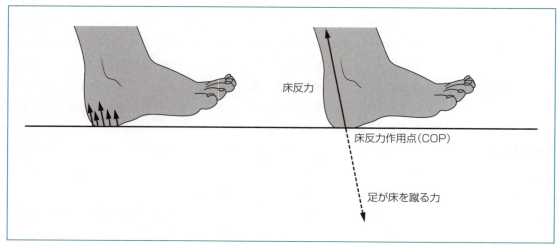

図I-6-1　足底の反力がベクトルになる

6. 床反力

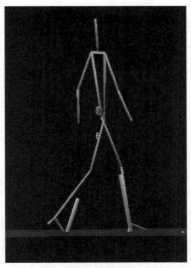

図 I-6-2　健常者の歩行（左右の床反力ベクトル）

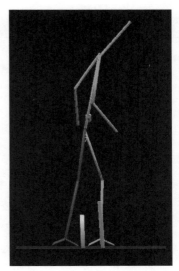

図 I-6-3　Aさんの歩行（左右の床反力ベクトル）

■ 床反力の方向

きくなりながら前向きになっています．両脚支持期には前の足の床反力が後ろ向き，後ろ足の床反力が前向きなので，左右両方の床反力を矢状面でみるとカタカナの「ハ」の字と同じ形をしています．つまり，床反力は重心の方向に向かっているといえます．前額面内でみても右足の床反力は左向き，左足の床反力は右向きで，重心の方を向いています．

　これに対してAさんの床反力は，ベクトルの長さの変化が小さく，歩行中つねにほぼ真上を向いた状態です．麻痺側から非麻痺側へ移動していく両脚支持期に床反力はわずかに前後に傾きますが，非麻痺側から麻痺側への移動時には床反力ベクトルは長さがほとんど変わらずに，方向もほぼ真上を向いたままです．COPの位置をみていると，麻痺側では踵接地がみられず，床反力ベクトルは足関節より前の足底から発生しています．非麻痺側についても踵接地はみられず，足関節付近から接地しています．前額面でみると，床反力ベクトルの傾きは健常者とほぼ同じようにみえます．次からこれらをグラフにして示します．

■ 踵接地

2　床反力上下方向成分

■ 床反力上下方向成分の時間変化

■ 左右合成床反力

　CG動画で示した床反力は3次元空間内のベクトルでしたが，これをグラフで表すにはベクトルを上下，前後，左右の3方向の成分に分解して，それぞれの大きさの時間変化で示します（図I-6-4）．健常者の歩行について分解した床反力のうち，上下方向成分の時間変化を図I-6-5に示します．左足が点線，右足が鎖線です．これはおなじみの2峰性の波形です．グラフでは左右合成の床反力を実線で示します．左右合成反力は，ある時点の各足の床反力上下方向成分を加算した値がその時点の合成床反力になります．単脚支持期には合成床反力は各脚の床反力と同じで，グラフで網掛けした両脚支持期には，合成床反力は左右の床反力を加算したものとなります．グラフには体重に相当する床反力のラインを示しました．左右合成床反力は，両脚支持期で体重ラインを越えて大きくなり，単脚支持期には体重ラインよりも低くなります．

■ 左右合成床反力上下方向成分

■ 重心の上下動

　5章でみてきた重心上下動のグラフをもう一度図I-6-6に示します．図I-6-5の左右合成床反力上下方向成分と，重心の上下動を比較してみてみましょう．両者の動きが逆向きになっていることがわかります．単脚支持期には重心は高く床反力は小さく，両脚支持期には重心は低く床反力は大きく

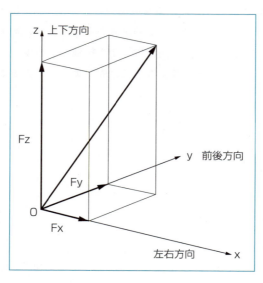

図I-6-4　ベクトルを3方向に分解

6. 床反力

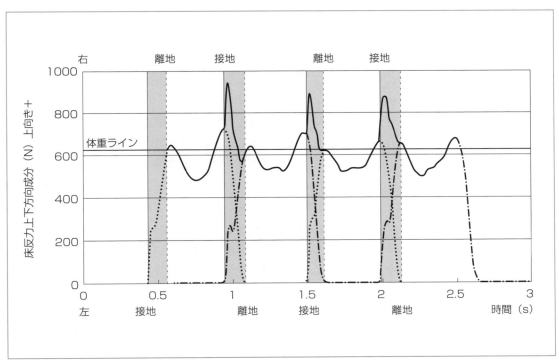

図Ⅰ-6-5 健常者の左右合成床反力上下方向成分（左足：点線，右足：鎖線，合成：実線）

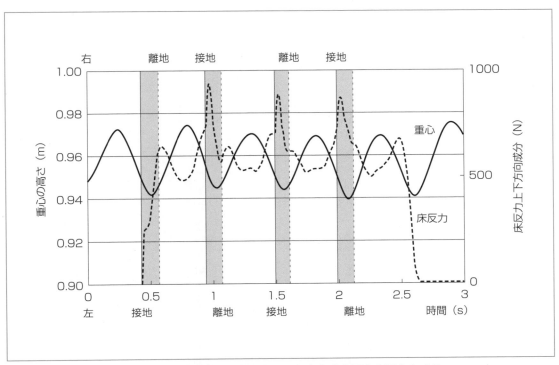

図Ⅰ-6-6 健常者の重心の高さと左右合成床反力上下方向成分

21

■ニュートンの法則

なっています．この理由を考えるには，歩行中の身体に働く力と重心の動きの関係を知る必要があります．重心は身体を1つの物体として考えているため，ここでは身体の動きを重心の動きで代表させて考えます．物体の動きと物体に外から加わる力の間にはニュートンの法則が成り立ちます．

$$F = m \times a \quad \cdots\cdots\cdots\cdots\cdots\cdots\cdots\cdots\cdots\cdots\cdots\cdots\cdots (1)$$

（F：外力の大きさ，m：物体の質量，a：重心加速度）

■重力

■床反力

■重心

歩行中の身体に加わる外力は重力と床反力です．このうちの重力は，体重によって決まる一定の大きさの力で，つねに鉛直下向きに重心に作用しています．一方，床反力は大きくなったり小さくなったりしています．図Ⅰ-6-7に示すように，静止時には必ず重力と同じ大きさの床反力が鉛直上向きに作用しています．したがって，重力と床反力の和はゼロとなり重心には動きが生じません．しかし，床反力が重力より大きいときには両方の力の和は上向きとなり，重心には上向きの力が作用します．上向きの力は重心を上に持ち上げるだけでなく，下がってくる重心にブレーキをかける作用も果たします．一方，床反力が重力よりも小さいときには両方の力の和は下向きとなり，重心には下向きの力が作用します．下向きの力は重心を下に下げるだけではなく，上がってくる重心にブレーキをかける作用も果たします．

■歩行中の重心の動き

■床反力

歩行中の重心の動きと床反力をみると，両脚支持期では重心が徐々に低い位置に下がってくるので，床反力は体重より大きくなって重心の下降にブレーキをかけて，後半では上に持ち上げています．単脚支持期には重心が徐々に高い位置に上がってくるので，床反力は体重よりも小さくなって重力

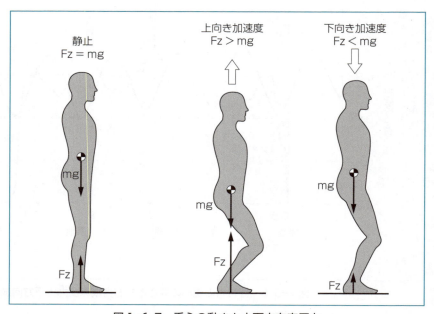

図Ⅰ-6-7　重心の動きと上下方向床反力

6. 床反力

- 重心の加速度
- 加速度
- 速度

に負けるようになり，重心の上昇にブレーキをかけるように働きます．これが上下方向の重心の動きと床反力の関係です．(1) 式にみられるように，力（すなわち重力と床反力の差）は直接的には重心の加速度に比例します．加速度というのは単位時間あたりの速度の変化分，速度は単位時間あたりの位置の変化分なので，重心位置が短時間に「急に」変化する（すなわち速度の変化が激しい）場合は，床反力と重力の差が大きくなります．逆にゆっくり変化する場合には床反力は重力とほぼ同じ値になります．歩行で考えると，速い速度で歩行する場合は，重心上下動の切り換えも速いので床反力上下方向成分の山と谷は大きくなり，遅い速度の歩行では変化もゆっくりなので山と谷の差が少なくなります．

- COPの合成
- 左右床反力上下方向成分
- 合成床反力ベクトル

　左右足の床反力を合成する場合には，各方向の成分だけでなく，COPの合成についても考えなければなりません．両脚支持期の合成床反力のCOPの位置は，左右各足のCOPを結んだ線上で左右脚の床反力上下方向成分の割合によって決まってきます．左右の荷重が等しい場合には合成COPは左右のCOPの中間に位置し，左足の荷重が大きい場合には左寄り，右の荷重が大きい場合には右寄りになります（図Ⅰ-6-8）．このようにして左右合成床反力の大きさとCOPを計算して，図Ⅰ-6-9のCG動画のなかに白いベクトルで示しました．これをみながら合成床反力が両脚支持期で大きく，単脚支持期で小さくなる様子を確認してください．また，両脚支持期には，合成床反力が後ろの足から前の足に急激に移動しています．これは一方の脚から他の脚に荷重が急激に移動していることを示します．

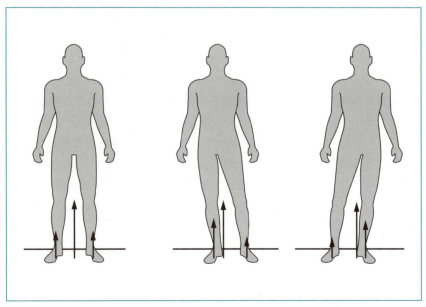

図Ⅰ-6-8　左右の床反力の割合から合成COPの位置が決まる

第Ⅰ部　片麻痺者の歩行

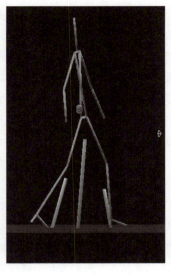

図Ⅰ-6-9　健常者の歩行〔左右の床反力ベクトル，合成ベクトル（真中）〕

　では次に，Aさんの床反力上下方向成分をみてみましょう（図Ⅰ-6-10）．図Ⅰ-6-10aは横軸時間軸で示し，図Ⅰ-6-10bは麻痺側データを横軸歩行1周期時間，図Ⅰ-6-10cは非麻痺側データを横軸歩行1周期時間で示しました．bとcのグラフには，比較のために健常者のデータを重ねて示しました．aのグラフでは麻痺側が点線，非麻痺側が鎖線です．麻痺側，非麻痺側ともに2峰性でなく台形のような形をしています．また，台形の上の部分が麻痺側では狭く，非麻痺側では広くなっています．合成床反力を計算すると健常者のように明らかな山と谷がなく，体重ライン付近で細かく上下しています．先に述べたように床反力はどのくらい「急に」重心が動いているかを示すので，山や谷がないAさんの歩行では，健常者のような規則正しい重心の

■ 重心の上下動

上下動がないことを示しています．重心上下動の振幅は健常者よりもAさんの方が大きいので不思議に思う方がいるかもしれませんが，Aさんの歩行速度は遅いので床反力の山と谷となって現れてこないのです．

■ 合成床反力ベクトル

　図Ⅰ-6-11のCG動画にAさんの合成床反力ベクトルを示します．歩行1周期中で長さがほとんど変わらないことを確認してください．両脚支持期に合成床反力ベクトルが，後ろの足から前の足に移動する様子をみてください．麻痺側から非麻痺側への移動では比較的なめらかに移動していますが，非麻痺側から麻痺側へは歩幅が短く移動距離が短いうえに，合成床反力ベクトルがなめらかに麻痺側に移動していないことがわかります．

6. 床反力

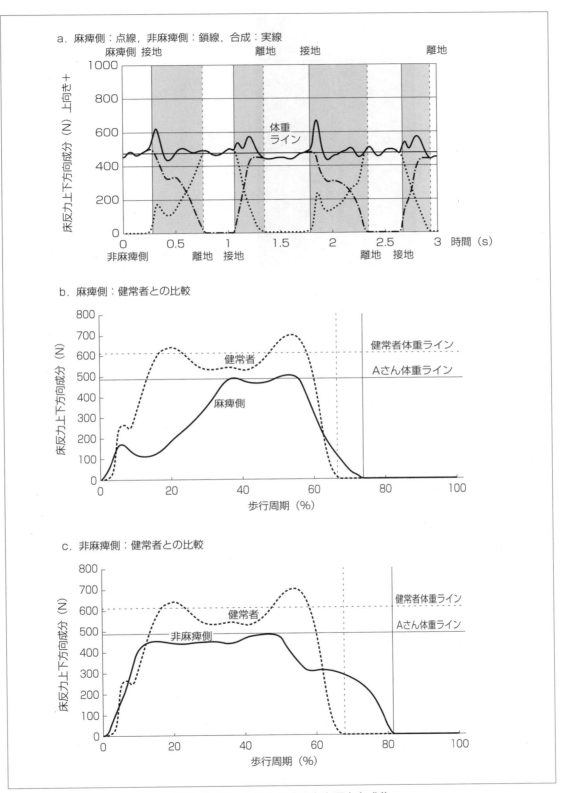

図Ⅰ-6-10　Aさんの床反力上下方向成分

第Ⅰ部　片麻痺者の歩行

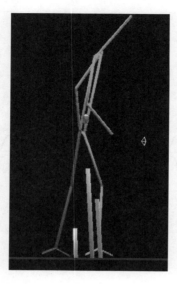

図Ⅰ-6-11　Aさんの歩行〔左右の床反力ベクトル，合成ベクトル（真中）〕

3 床反力前後方向成分

■ 床反力前後方向成分
■ 矢状面内の床反力ベクトルの傾き

床反力前後方向成分は，CG 動画の画像では矢状面内の床反力ベクトルの傾きとして表示されます．床反力に前向きの成分があればベクトルは前方に傾き，後ろ向きの成分があれば後方に傾きます．このことに注意しながら，もう一度健常者の CG 動画（図 I-6-2）をみてみましょう．床反力ベクトルは単脚支持期にはほぼ真上を向いていますが，両脚支持期には大きく前後に傾きます．後ろ足のベクトルは前方に傾き，これは足部が後方に床を蹴っていることを示します．床反力の前方向成分は重心を加速するように働きます．この力は歩行に対するアクセルとなります．一方，前足のベクトルは後方に傾いています．これは足部が床から後ろ向きの力を受けていることを示しています．後ろ向きの力は歩行に対するブレーキとなります．この 2 つの力を同時にみると，両脚支持期の床反力ベクトルはカタカナの「ハ」の字のようになり，両脚支持期の前半は後ろ足の床反力が大きかったものが徐々に対等になり，後半は前足の床反力が大きくなっています．

■ 床反力前後方向成分

次にこれをグラフでみてみましょう．図 I-6-12 は健常者の歩行中の左右足の床反力前後方向成分のグラフです．左足を点線，右足を鎖線で示し，前方向をプラスとして表しています．左右足とも立脚期前半は後ろ向きの力，後半は前向きの力となり，立脚期の中間では前後方向床反力はほぼゼロとなります．後ろ向きの力と前向きの力はどちらも山形の波形を示し，大きさはほぼ同じです．後ろ向きの力はブレーキ，前向きの力はアクセルと述べましたが，アクセルとブレーキの大きさはほぼ同じです．すなわち，健常歩行では 1 歩ごとにアクセルを踏んだ分だけブレーキをかけながら歩いているのです．歩行はエネルギーを消費する動きなので，床をどんどん蹴りながらアクセルを利かせて歩いているように思いますが，もしアクセルばかり利かせていたらどんどん速くなって，しまいには走り出してしまいます．一定速度で歩くためにはアクセルを利かせた分，ブレーキをかけなければならないのです．人体はアクセルをかけるにもブレーキをかけるにもエネルギーを消費するので，一定速度で歩くためにはエネルギーを必要とします．

■ 左右合成床反力
■ 前向きの床反力

上下方向床反力と同様に，前後方向についても左右合成の床反力を求めてみましょう．左右合成床反力を図 I-6-12 に実線で示します．両脚支持期の床反力を合成すると，前半は後ろ足が優勢なので前向きの床反力，両脚支持

第Ⅰ部　片麻痺者の歩行

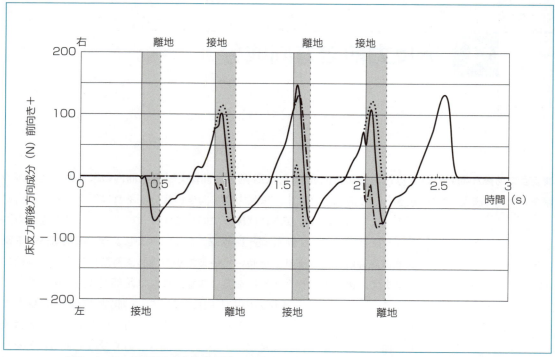

図Ⅰ-6-12　健常者の床反力前後方向成分（左足：点線，右足：鎖線，合成：実線）

■ 後ろ向きの床反力

■ 重心

■ 重心速度

■ 床反力前後方向成分

■ 床反力ベクトル

期の中間でほぼゼロになり，後半は徐々に前足が優勢になるので後ろ向きの床反力となります．これを図Ⅰ-6-9のCG動画でみてみましょう．両脚支持期の床反力は両脚支持期前半に前方を向き，重心を前方に押し出していることがわかります．この結果，重心の速度変化でみられたように，両脚支持期に重心速度が速くなっているのです．後半には後ろ向きとなり，重心が前方にいき過ぎないようにブレーキをかけています．

　次にAさんの床反力前後方向成分をみてみましょう．まずCG動画（図Ⅰ-6-3）でみてみましょう．健常者の歩行では，両脚支持期に床反力ベクトルが前後に傾いていましたが，Aさんの両脚支持期の床反力ベクトルはほとんど傾きません．とくに非麻痺側から麻痺側への移行時には，床反力ベクトルはほとんど真上を向いたままです．これをグラフに示したのが図Ⅰ-6-13です．図Ⅰ-6-13aは横軸時間軸で示し，図Ⅰ-6-13bは麻痺側データを横軸歩行1周期時間，図Ⅰ-6-13cは非麻痺側データを横軸歩行1周期時間で示しました．aのグラフでは点線が麻痺側（右），鎖線が非麻痺側（左）です．このグラフより，Aさんの床反力前後方向成分は健常者と同じく立脚期前半に後ろ向き，後半に前向きですが，麻痺側，非麻痺側ともに非常に小さい値となっています．とくに非麻痺側の前向き成分が小さく，麻痺側の後ろ向き成分も小さいことが特徴です．健常者の歩行ではアクセルを踏んだ分だけブレーキをかけると説明しました．後に述べますが，アクセルを踏むのもブ

28

6. 床反力

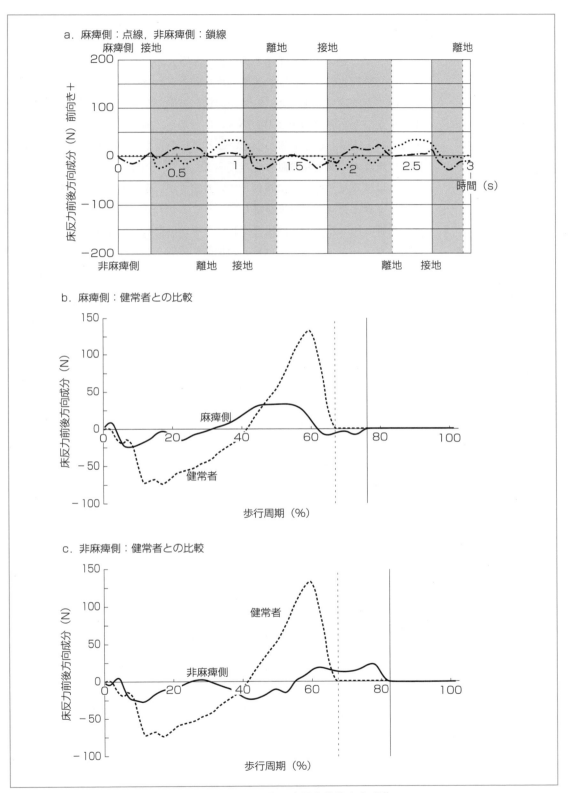

図Ⅰ-6-13 Aさんの床反力前後方向成分

第Ⅰ部　片麻痺者の歩行

レーキを利かせるのも筋の働きです．Aさんの歩行では麻痺側でブレーキをかけることが難しいため，それを見越して非麻痺側ではアクセルをかけすぎないようにしているのです．この結果，Aさんの重心速度の変化でみられたように，麻痺側の立脚初期の速度の増加がみられません．

　グラフが煩雑になるため，Aさんの前後方向の左右合成床反力は示していませんが，左右各足の床反力が小さいことから，前後方向について合成床反力は歩行1周期を通して値が小さいことがわかります．図Ⅰ-6-3のCG動画で合成床反力ベクトルの動きをみてみましょう．両脚支持期の合成床反力ベクトルは後ろ足から前足に移動していきますが，進み方はゆっくりであり，ほとんど真上を向いたまま移動していくことがわかります．健常者では，後ろから押し出した重心を前足でブレーキをかけながら受け止める動きがみられました．一方，Aさんでは重心の加速や減速を行わずに，足を真上から接地する形で重心を後ろ足から前足に運んでいると考えられます．

■ 合成床反力ベクトル

■ 重心の加速・減速

30

4　床反力左右方向成分

■ 床反力左右方向成分
■ 前額面内の床反力ベクトルの傾き

床反力左右方向成分は，CG 動画の画面では前額面内の床反力ベクトルの傾きとして示されます．健常者の CG 動画（図Ⅰ-6-2）を前額面でみてみましょう．右足単脚支持期には床反力は右足から発生して方向は左向き，左足単脚支持期には左足から発生して右向きとなります．すなわち，床反力ベクトルは重心に向かっていることがわかります．このことは矢状面についても同じでした．健常者の左右方向成分床反力のグラフを図Ⅰ-6-14 に示します．グラフをみやすくするために左右方向については合成力を示していません．グラフのプラス方向が右向きの反力を示すので，左右の足で床反力の極性が逆になっていますが，いつも内側を向いていることに変わりはありません．左右方向の床反力は，立脚初期にわずかに身体の外側を向きますが，立脚期中ほとんど内側を向いていることがわかります．これは足底が床を外向

■ 左右方向床反力

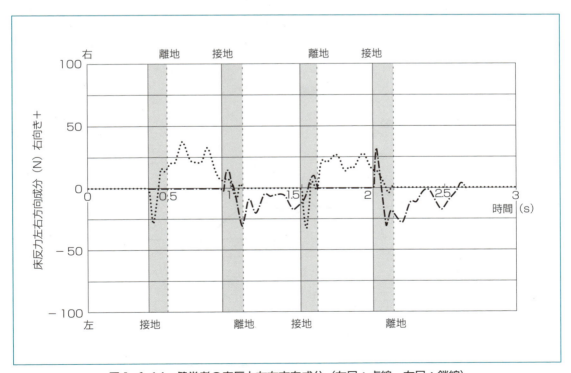

図Ⅰ-6-14　健常者の床反力左右方向成分（左足：点線，右足：鎖線）

第Ⅰ部 片麻痺者の歩行

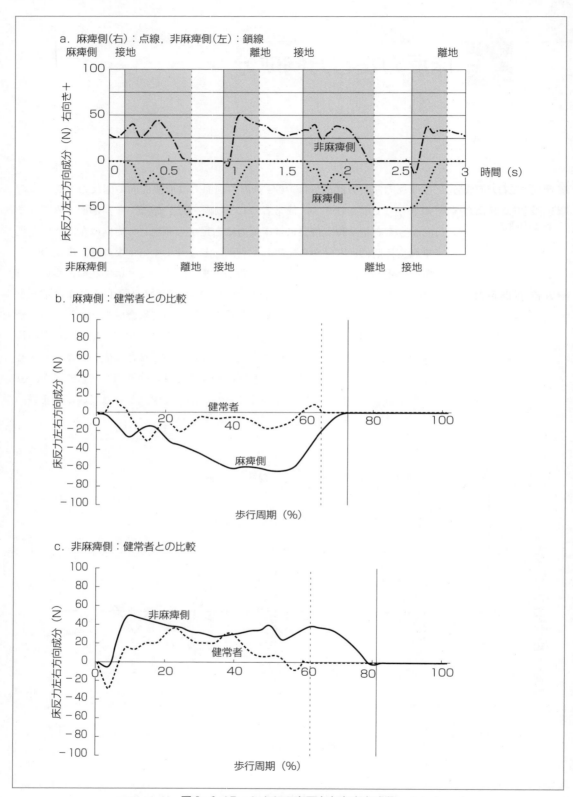

図Ⅰ-6-15 Aさんの床反力左右方向成分

6. 床反力

きに蹴っていることを示します．その大きさは体重の10％程度です．前後方向では，両脚支持期の前半に後ろ足の床反力が後ろから重心を押し出して，前足がブレーキをかけながら受け止めると述べました．左右方向ではどうでしょうか．右足の立脚期には重心はわずかに右側に移動しますが，そのとき右足から左向きの床反力が発生して重心が右にいき過ぎないようにコントロールしています．左足についても同様です．床反力のこのような作用によって，歩行時の重心の左右の振幅が小さく抑えられています．CG動画図Ⅰ-6-9で左右合成の床反力ベクトルを前額面からみることによって，このことがよりはっきりとわかります．

■ 歩行時の重心の左右の振幅

　次にAさんの歩行（CG動画図Ⅰ-6-3）を前額面からみてみましょう．前後方向と異なり，左右方向の床反力ベクトルは健常者と同様に身体内側向きに傾いていることがわかります．これをグラフに表したのが図Ⅰ-6-15です．図Ⅰ-6-15aは横軸時間軸で示し，図Ⅰ-6-15bは麻痺側データを横軸歩行1周期時間，図Ⅰ-6-15cは非麻痺側データを横軸歩行1周期時間で示しました．麻痺側，非麻痺側ともに床反力は内側を向き，大きさは健常者よりやや大きい値を示します．

33

5 床反力作用点

■ 床反力作用点

　床反力作用点（COP）は床反力ベクトルの根もとの座標で，足底に加わる荷重の中心を表します．まず健常者のCG動画（図Ⅰ-6-2）で床反力ベクトルの根もとを観察してみましょう．左右どちらかの足の立脚期をスロー再生しながらみてください．CG動画の線を結んだ表示では，マーカー位置は身体内部の足関節とMP関節，踵の上部であり，つま先は表示されていないことに注意してください（図Ⅰ-6-16）．健常者では踵から接地するので，立脚初期のわずかな時間，床反力ベクトルが足関節後方の踵付近から発生しています．その後，床反力ベクトルは徐々に前方に移動して，立脚後期にはつま先から抜けていきます．足底内のCOPの移動の様子を図Ⅰ-6-17に示します．この図は軌跡なので時間の情報はわからないため，一定時間ごとの位置を点で示すことによって動き方の様子を知ることができます．点がこみ合っている箇所はCOPが停滞していることを示します．この図より，立脚初期に踵付近に発生したCOPは急激に前方外側に移動して，立脚後期には中足骨付近でしばらくとどまっていることがわかります．COPが立脚中期後半からずっと中足骨付近にあることは重要な点ですので覚えておいてください．

　次にAさんのCOPを動画CG（図Ⅰ-6-3）でみてみましょう．麻痺側（右）の立脚期には，COPは足部前方で接地して後退や前進を繰り返してほ

■ 床反力ベクトル

■ 足底内のCOPの移動

■ 接地

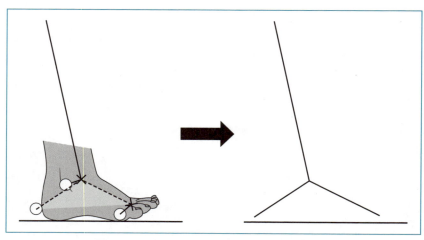

図Ⅰ-6-16　スティックピクチャーの関節位置

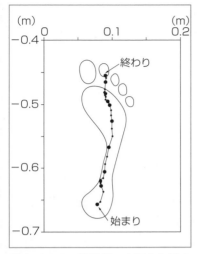 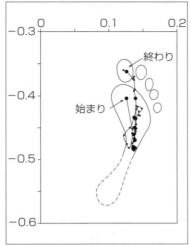 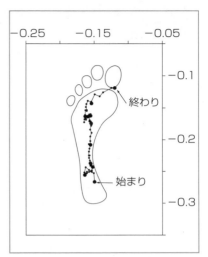

図Ⅰ-6-17 健常者の床反力作用点 (COP) 足底内の軌跡

図Ⅰ-6-18 Aさんの麻痺側の床反力作用点 (COP) 足底内の軌跡

図Ⅰ-6-19 Aさんの非麻痺側の床反力作用点 (COP) 足底内の軌跡

とんど移動しません．すなわち，Aさんは麻痺側の立脚期に前足部のみで接地していることを示します．非麻痺側（左）では，足関節のやや前方で接地したのちCOPの前方移動がみられます．これを足底内の軌跡でみてみましょう．麻痺側を図Ⅰ-6-18，非麻痺側を図Ⅰ-6-19に示します．麻痺側のCOPが立脚期中にときどき後退しながら，ほとんど前足部にとどまって移動しないことがわかります．

■床反力

床反力について健常者と比較したAさんの特徴をまとめると以下のようになります．

・床反力上下方向成分の山と谷が小さい．
・床反力前後方向成分で，麻痺側の制動，非麻痺側の駆動成分が小さい．
・麻痺側のCOPが前足部から発生してほとんど前方移動しない．

7 身体の動き

1 下肢関節角度

■ 下肢関節角度　　図Ⅰ-7-1に健常者の矢状面内右下肢関節角度，図Ⅰ-7-2にAさんの麻痺側（右），図Ⅰ-7-3に非麻痺側（左）の関節角度を示します．図Ⅰ-7-2，Ⅰ-7-3では，aは横軸時間軸，b～dは麻痺側データと非麻痺側データをそれぞれの関節について横軸歩行1周期時間で示しました．b～dのグラフには比較のために健常者のデータを重ねて示しました．CG動画を参照しながら
■ 関節角度の定義　関節の動きをみてください．関節角度の定義を図Ⅰ-7-4に示します．
　　まず足関節の角度変化をみてみましょう．関節角度のプラスが背屈方向，
■ ゼロ点　　　　　マイナスが底屈方向で，ゼロ点は立位の関節角度（中立位）です．健常者の
■ 立位の関節角度　データは右足の関節角度です．健常者では立脚初期にほぼ中立位で接地した
■ 中立位　　　　　のち，わずかに底屈します．これは踵接地の直後につま先接地が起こってい
■ つま先接地　　　ることを示します．その後，徐々に背屈していき立脚後期に大きく底屈して

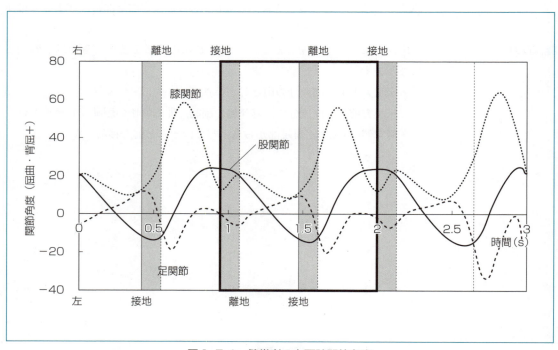

図Ⅰ-7-1　健常者の右下肢関節角度
（対象とする脚の1周期を太枠で囲ってあります．以後同様）

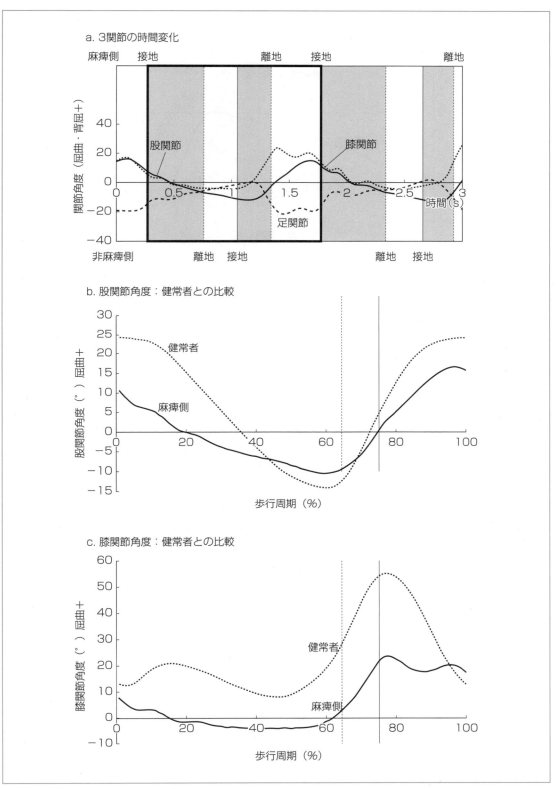

図Ⅰ-7-2 Aさんの麻痺側の関節角度（関節の時間変化，股関節および膝関節角度）

第Ⅰ部 片麻痺者の歩行

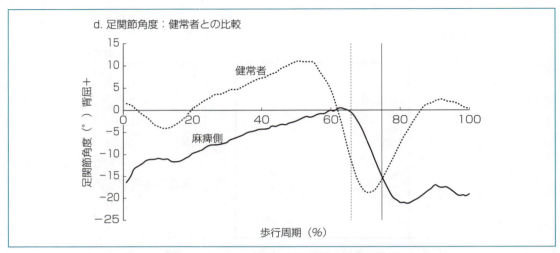

図Ⅰ-7-2 Aさんの麻痺側の関節角度（足関節角度）

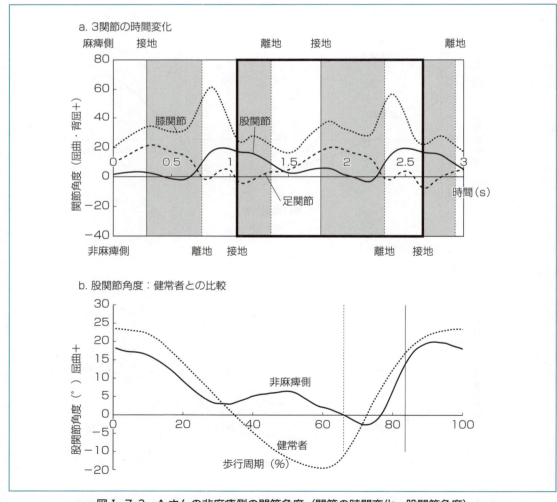

図Ⅰ-7-3 Aさんの非麻痺側の関節角度（関節の時間変化，股関節角度）

7. 身体の動き

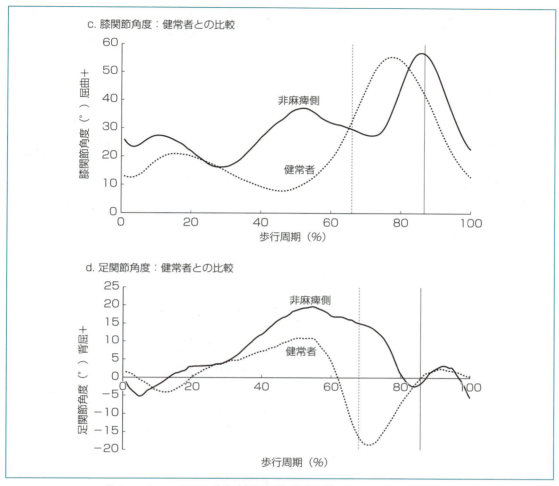

図Ⅰ-7-3　Aさんの非麻痺側の関節角度（膝関節および足関節角度）

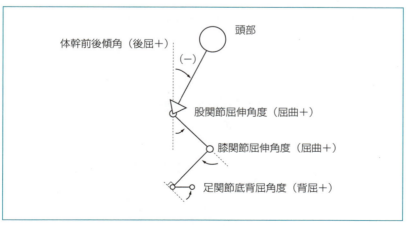

図Ⅰ-7-4　関節角度の定義

第Ⅰ部　片麻痺者の歩行

■ 背屈位
■ 踵接地
■ 底屈位

■ 離床困難
■ 遊脚期の引きずり

■ 膝関節角度
■ ダブルニーアクション
■ 過伸展位

■ 軽度屈曲位

■ 股関節角度

います．遊脚期の初めには，足関節は背屈位に戻ってわずかに底屈しながら踵接地を迎えます．Aさんの麻痺側では足関節は全体に底屈気味です．立脚初期にはやや底屈位で接地するため，その後の底屈はほとんどみられません．立脚中期から後期にかけて背屈していき，立脚後期に底屈しますが，その後の背屈位への戻りがみられません．その結果，片麻痺者でよくみられる離床困難，遊脚期の引きずりがみられます．非麻痺側では立脚初期の底屈，中期から後期にかけての背屈がみられますが，立脚後期の底屈は小さくなっています．前に述べたように，麻痺側でのブレーキ不足のために非麻痺側でアクセルをふかしすぎないように調節している特徴はここにも現れています．

　膝関節角度は屈曲方向をプラスで示します．健常者の膝関節はいわゆるダブルニーアクションを示します．立脚初期に約20度屈曲した後に一度伸展し，遊脚期の屈曲は約60度です．Aさんの麻痺側膝関節の動きをみると，立脚初期の屈曲がみられず立脚期中，膝関節はわずかに過伸展位となっています．これは片麻痺者の装具なし歩行でよくみられる現象です．Aさんとは逆に，立脚期中，膝関節を軽度屈曲位のままで歩行する場合も多くみられます．Aさんの遊脚期には膝関節は屈曲しますが，ピーク値は20〜30度で，健常者の半分以下です．また，遊脚後期の膝伸展がなめらかに行われていないこともわかります．Aさんの非麻痺側の膝関節のグラフは一見ダブルニーアクションのようにみえますが，小さな屈曲は立脚初期ではなくて立脚後期に起こっています．立脚中期の膝関節は軽度屈曲位で，立脚後期にかけて膝関節はなめらかに屈曲せずに，一度屈曲したのちに伸展してから大きく屈曲しています．

　股関節角度もプラスが屈曲方向です．股関節角度は鉛直軸に対する角度であることに注意してください．健常者の股関節の動きは，±20度の範囲で屈曲伸展を繰り返しています．立脚初期に屈曲位で接地したのち，徐々に伸展して立脚後期に最大伸展を示します．Aさんの麻痺側では，健常者と似た屈曲伸展を示しますが，伸展角度が約2度と小さくなっています．非麻痺側の股関節では立脚中期の伸展が滑らかでなく，一度屈曲する時期があることがわかります．

　このように片麻痺者の下肢関節の動きは，麻痺側だけでなく非麻痺側でも健常者と異なっています．通常，足関節の動きは麻痺側で底屈気味の特徴を示し，麻痺側膝関節は過度の伸展あるいは立脚期を通じて軽度屈曲を示す場合があります．股関節については，麻痺側よりむしろ非麻痺側の動きが健常者と異なる場合が多いようです．これは麻痺側の遊脚期に下肢を振り出すことが難しいため，非麻痺側の動きで調節しているためと考えられます．

2 体幹の動き

■ 体幹の前後傾角度
■ 側屈角度

　健常者の体幹の前後傾角度を図Ⅰ-7-5，側屈角度を図Ⅰ-7-6，Aさんの前後傾角度を図Ⅰ-7-7，側屈角度を図Ⅰ-7-8に示します．体幹の角度は，左右肩峰に貼ったマーカーから両肩関節の中点を計算し，左右の股関節マーカーから両股関節の中点を計算して，この2点を結ぶ直線の鉛直軸に対する傾きで計算してあります（図Ⅰ-7-9）．矢状面内の傾きが前後傾角度，前額面内の傾きが側屈角度です．矢状面ではプラスを後屈，マイナスを前屈，前額面ではプラスを左側屈，マイナスを右側屈で示します．

　健常者の歩行では前後傾，側屈ともに7度以内できわめて小さいことがわかります．すなわち，健常者はほとんど体幹直立のままで歩行しています．一方，Aさんでは前後傾，側屈ともに動きが大きくなっています．矢状面では全体に前傾気味で麻痺側接地時に前傾が減少し，非麻痺側接地時には大き

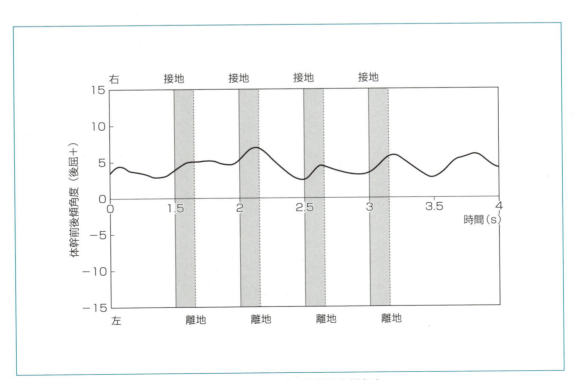

図Ⅰ-7-5　健常者の体幹前後傾角度

第Ⅰ部　片麻痺者の歩行

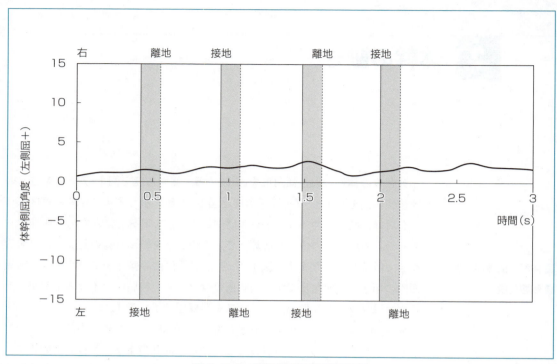

図Ⅰ-7-6　健常者の体幹側屈角度

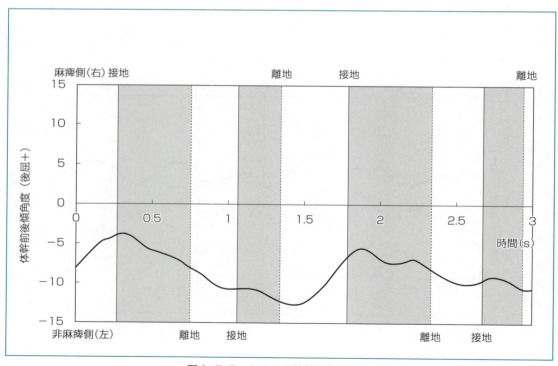

図Ⅰ-7-7　Aさんの体幹前後傾角度

7. 身体の動き

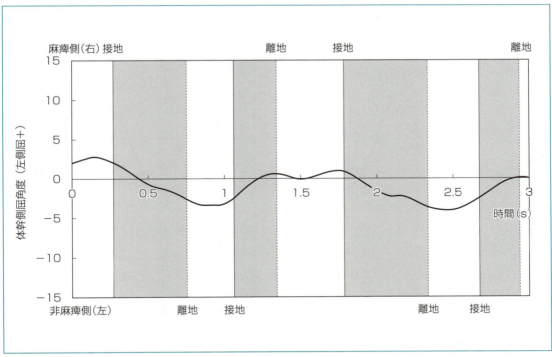

図Ⅰ-7-8　Aさんの体幹側屈角度

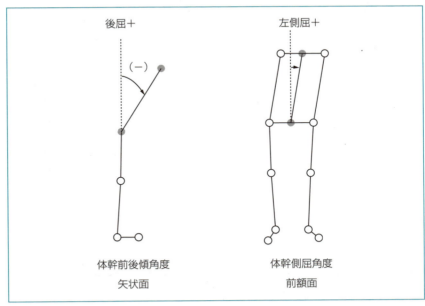

図Ⅰ-7-9　体幹前後傾角度，側屈角度の計算方法

第Ⅰ部　片麻痺者の歩行

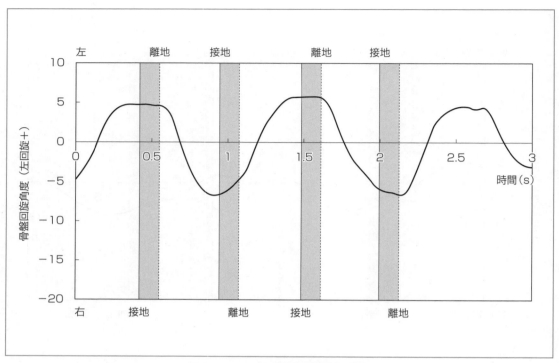

図Ⅰ-7-10　健常者の骨盤回旋角度

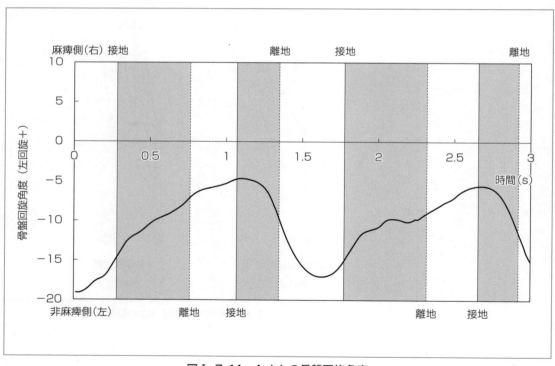

図Ⅰ-7-11　Aさんの骨盤回旋角度

7. 身体の動き

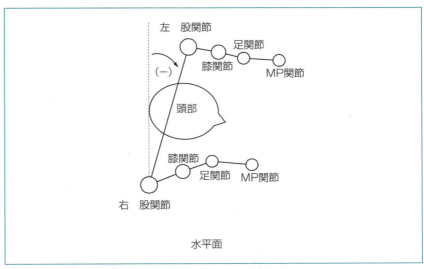

図Ⅰ-7-12　骨盤回旋角度の計算方法（水平面）

く前傾しています．前額面では右側屈気味で，接地足の側に2, 3度ずつ傾くようにして歩行しています．Aさんでなぜ体幹の動きが大きくなるかについては，関節モーメントの章で説明します．

■ 水平面内の骨盤の回旋　　健常者とAさんの水平面内の骨盤の回旋を図Ⅰ-7-10, 図Ⅰ-7-11に示します．骨盤の回旋は左右の股関節点に貼ったマーカーを結んだ直線の進行方向に対する傾きとして計算しました（図Ⅰ-7-12）．図Ⅰ-7-10の角度は左方向の回旋，すなわち右股関節が前方，左股関節が後方にあるときをプラス，その逆をマイナスとして示してあります．グラフより，Aさんの股関節は進行方向に対してつねに右側（麻痺側）が後方にあり，回旋角度が大きいことがわかります．これは麻痺側股関節が後方に位置していることを示し，いわ

■ 「腰が引けた」状態　　ゆる「腰が引けた」状態です．このことはCG動画の画面（図Ⅰ-6-3）を上からみても確認することができます．

3 身体全体の動き

　重心の動きのところで述べたように，立脚期中の身体は接地している足部を中心に回転しながら前方に移動していきます．この回転がどのように起こるかについて考えてみましょう．まず，健常者の歩行のCG動画（図Ⅰ-7-13）をみてみます．健常者の歩行では最初の接地は踵から起こります．その直後に踵を中心とした前方回転が起こり，下腿部とそれに連結した大腿部，体幹を前方に移動させます（図Ⅰ-7-14）．立脚中期には，足底を床面に固定した状態で足関節背屈が起こり，足関節を中心とした前方回転が生じています．踵離れから始まる立脚後期には，床面に接しているのは前足部だけですから，前足部を中心に前方移動が起こります．このとき，ぎりぎりまで身体を前方移動させてから，反対側の足部が床面に接しています．このように健常者の歩行の立脚期では，「踵→足関節→前足部」と回転中心を移動させながら，身体を前方に回転させています．

　次にAさんの麻痺側立脚期をCG動画（図Ⅰ-7-15）でみてみます．Aさ

■ 足関節背屈

■ 前方移動

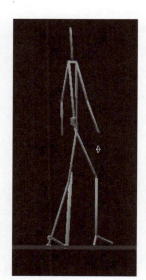

図Ⅰ-7-13
健常者の歩行（立脚期の身体の前方回転　回転中心は踵→足関節→つま先）

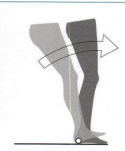
立脚初期
踵を中心として回転

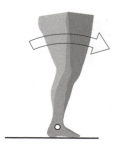
立脚中期
足関節を中心として回転

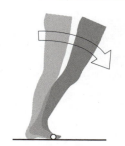
立脚後期
つま先を中心として回転

図Ⅰ-7-14　立脚期の身体の前方回転

7. 身体の動き

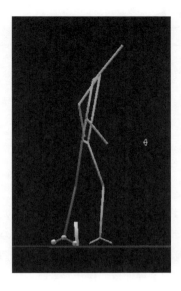

図Ⅰ-7-15　Aさんの歩行（麻痺側立脚期の身体の前方回転）

■ 足関節底屈

んの麻痺側は前足部から接地するために，立脚初期の踵を中心とした回転はみられません．本来，足関節背屈がみられる単脚支持期には，Aさんの下腿部はほぼ垂直位のままで前方に回転していきません．踵が離れたときから足関節底屈が始まりますが，前足部を中心とした前方回転が起こる前に反対側の非麻痺側が接地してしまいます．したがって，Aさんの麻痺側立脚期では，踵，足関節，前足部のいずれを中心とした前方回転も生じていないことがわかります．

　身体の動きについて健常者と比較したAさんの特徴をまとめると以下のようになります．

・麻痺側足関節の立脚初期の底屈がない．
・麻痺側足関節の遊脚初期の背屈がない．
・非麻痺側足関節の立脚後期の底屈角度が小さい．
・麻痺側膝関節は立脚期中，過伸展．
・麻痺側膝関節の遊脚期の屈曲が小さい．
・麻痺側股関節の立脚後期の伸展が小さい．
・非麻痺側の立脚期膝関節，股関節の動きが滑らかでない．
・体幹がつねに前傾位．
・麻痺側股関節がつねに後方にある．
・麻痺側立脚期に踵，足関節，前足部を中心とした身体の前方回転が生じない．

8 関節モーメント

1 関節モーメントとは何か

　ここでは関節モーメントの基本的な説明をします．関節モーメントのことが理解できている方はこの節を読み飛ばしてください．

■ 関節モーメント
　関節モーメントとは，筋が関節を回転させる作用のことを示します．このことを，肘の屈曲伸展を例にとって説明しましょう．図I-8-1aのように，手にダンベルを持って肘を屈曲位で保持している状態での肘屈曲筋の働きを考えます．関節モーメントについて考えるときには，身体をいくつかの体節が関節で連結されたものと仮定します．各体節を形の変わらない剛体と仮定

■ 剛体リンクモデルによるモデル化
するので，このような考え方を剛体リンクモデルによるモデル化とよびます．図I-8-1bのモデルではダンベルに重力が働きます．ダンベルの質量をmとすると，mg（gは重力加速度）に相当する重力が鉛直下向きに作用します．ここでは前腕と手部の質量を無視して考えることにします．ダンベルに

■ 重力
働く重力は肘関節を伸展させる方向に作用します．力が関節を回転させる作

■ 力のモーメント
用は力のモーメントといわれ，力のモーメントの大きさは力の大きさと回転

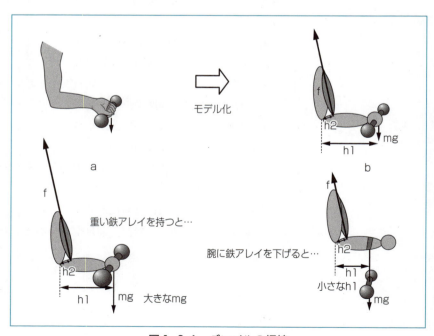

図I-8-1　ダンベルの把持

中心から力の作用線までの距離の積で求められます．この図の場合には重力による肘伸展方向のモーメントは mg×h1 となります．

　この状態で肘が伸展しないで屈曲位を保っているのは，肘の屈曲筋が働いているからです．屈曲筋の筋力も肘関節のまわりでモーメントとして働きます．屈曲筋の筋張力を f，肘関節から筋張力の作用線までの距離を h2 とすると，重力によるモーメントと筋張力によるモーメントの間には以下の式が成り立ちます．

■ 重力によるモーメント

■ 筋張力によるモーメント

$$mg×h1＝f×h2 \quad\cdots\cdots\cdots\cdots (2)$$

■ 関節モーメント

　筋張力が関節を回転させる作用，ここでは f×h2 のことを関節モーメントといいます．(2) 式の左辺の mg はダンベルの重さを計ればわかり，h1 は肘関節中心からダンベルの質量中心までの距離を計ればわかりますから，関節モーメントは身体外部の計測値だけで知ることができます．関節モーメント

■ 筋張力

の値から各筋の筋張力 f を知ろうとすると，関節モーメントを筋張力の作用線から関節中心までの距離 h2 で割れば求められます．しかし，h2 の値は身体内部の値ですからあくまで推定値になります．このように，関節モーメントの計算は比較的容易ですが，その結果から筋張力を正確に知ることは困難です．

　(2) 式からどんなときに関節モーメントが大きくなるか考えてみましょう．関節モーメントは mg が大きいとき，あるいは h1 が大きいときに大きな値となります．mg が大きいのは外力が大きいとき，すなわち図Ⅰ-8-1 では重いダンベルを持ったときです．h1 が大きいのは関節中心から外力の作用線までの距離が長いとき，すなわち関節中心から離れた位置に外力が作用するときです．図Ⅰ-8-1 でいえば，同じダンベルでも紐をつけて前腕の肘の近くに下げたときには肘屈曲筋の関節モーメントは小さく，ダンベルを手先で持てば大きな関節モーメントが必要になります．

■ 関節モーメント

　関節モーメントは，対象とする関節より末梢の身体部分に作用する外力によって決まってきます．下肢の関節モーメントを考える際には，足底に加わる床反力が重要な要素です．下肢には床反力の他に各部分に重力が作用しますが，床反力と比較して非常に小さい値なので無視して考えても大きな問題

■ 床反力ベクトル

はありません．足関節まわりの筋の関節モーメントを考えるときには，床反力ベクトルが足関節に対してどちら側を通るかを知る必要があります．たとえば，図Ⅰ-8-2a のように床反力ベクトルが足関節の後方を通るときには，床反力によるモーメントは足部を底屈するように作用するので，これにつり合うように足関節背屈筋群が活動していると考えられます．反対に図Ⅰ-8-

■ 足関節背屈筋群

2b のように，床反力ベクトルが足関節の前方を通る場合には，床反力は足部を背屈するように作用するので，これにつり合うように足関節底屈筋群が

■ 足関節底屈筋群

活動していると考えられます．底背屈どちらの筋群が活動しているかは，床反力ベクトルと関節の位置関係で決まり，関節モーメントの大きさは床反力

第Ⅰ部　片麻痺者の歩行

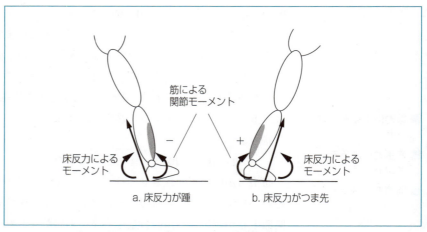

図Ⅰ-8-2　足関節まわりの関節モーメント

の大きさと関節からどのくらい離れた位置に床反力ベクトルが通っているかで決まります．底背屈どちらの筋群が活動しているかは，関節モーメントの符号によって区別します．図Ⅰ-8-2で時計回りの回転をプラスとして表すと，底屈方向の関節モーメントはプラス，背屈方向はマイナスとして表現できます．

　膝関節と股関節についても同じように考えることができます．膝関節まわりの筋について考えるときには，膝関節から下の身体を1つの体節として考えます．図Ⅰ-8-3aのように，床反力ベクトルが膝の後方を通るときには床反力は膝を屈曲する方向に働くので，それにつり合うように膝関節伸展筋群が活動していると考えることができます．逆に床反力ベクトルが膝の前を通るときには，膝関節屈曲筋群が活動しています（図Ⅰ-8-3b）．股関節についても，床反力ベクトルが股関節の前を通るか後ろを通るかによって，股関節屈曲筋と伸展筋のどちらが活動しているかを推定できます（図Ⅰ-8-4）．関節モーメントの符号について本書では，重力に抗して下肢を伸ばす働きの筋をプラスとしました．すなわち，足関節については底屈モーメント＋，膝関節と股関節は伸展モーメント＋です．

　ここでは，静止状態で床反力によるモーメントと筋による関節モーメントがつり合っているという説明をしましたが，歩行などの運動中には両者のわずかな大きさの違いによって動きが決まってきます．たとえば，足関節まわりで背屈方向の床反力によるモーメントと，底屈筋による底屈方向の関節モーメントが作用しているときには，床反力がわずかに大きければ足関節は徐々に背屈していき，関節モーメントがわずかに大きければ足関節は徐々に底屈していきます．しかし，歩行などの比較的ゆっくりした運動中では，両者がほぼつり合っていると考えても差し支えありません．

　また，ここでは関節モーメントを考える際に床反力のみについて述べまし

■膝関節伸展筋群

■膝関節屈曲筋群
■股関節屈曲筋
■股関節伸展筋

■背屈方向の床反力
　によるモーメント
■底屈方向の関節
　モーメント

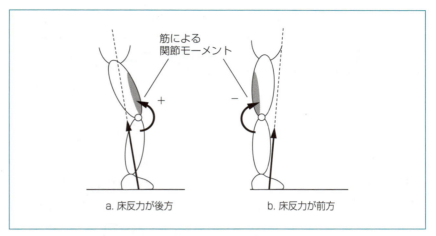

図Ⅰ-8-3　膝関節まわりの関節モーメント

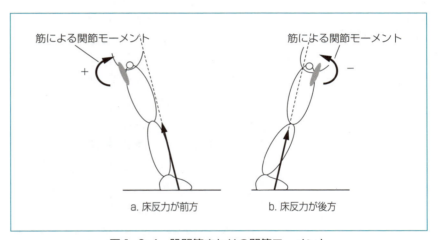

図Ⅰ-8-4　股関節まわりの関節モーメント

たが，本書に収録されている関節モーメントの計算結果は，重量や慣性力，各体節の動きを考慮して計算されています．

2　立位時の関節モーメント

- 下肢の関節モーメント
- 立位時の関節モーメント
- 床反力ベクトルと関節の位置関係
- 床反力ベクトルの作用線

　このことを頭に入れたうえで下肢の関節モーメントをみてみましょう．下肢の関節モーメントを考える際には，各関節のどちら側の，どのくらい離れた位置に床反力ベクトルが通っているかを知ることが重要です．健常者の立位時のCG動画（図Ⅰ-8-5）をみながら，立位時の関節モーメントについて考えましょう．健常者の立位では，左右の足にほぼ均等に荷重しています．矢状面で床反力ベクトルと関節の位置関係をみると，足関節では床反力ベクトルは足関節のやや前方を通っています．このことから，床反力は足関節を背屈する方向に作用しているため，それにつり合うように足関節底屈筋群が活動していることが推定できます．関節モーメントを考えるときには，床反力ベクトルの作用線が関節に対してどこを通るかを考えればよいので，ベクトルを延長した作用線が膝関節と股関節に対してどこを通っているのかに着目します．図Ⅰ-8-5から図Ⅰ-8-10までのCG動画では，わかりやすくするために床反力ベクトルを通常の3倍の長さにして示しました．床反力ベクトルの作用線は，膝関節の近くと股関節のやや後方を通っていることがわかります．このことから，立位時の膝関節と股関節のまわりには，関節モーメントがほとんど必要ないことがわかります．実際に計算した関節モーメント

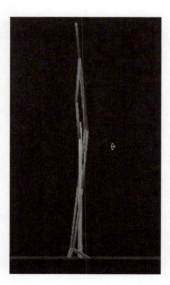

図Ⅰ-8-5　健常者の立位（左右の床反力ベクトル，床反力3倍表示）

8. 関節モーメント

■ 足関節底屈筋の関節モーメント

を図Ⅰ-8-6に示します．左右の下肢の結果はほとんど同じため，ここでは右足の結果のみを示します．図より，立位時の下肢関節まわりでは足関節底屈筋の関節モーメントが発生していますが，膝関節と股関節まわりの関節モーメントは足関節より小さな値であることがわかります．

次にAさんの立位をCG動画（図Ⅰ-8-7）でみてみましょう．矢状面内でみると，床反力ベクトルの作用線は足関節の前，膝関節のやや前と股関節

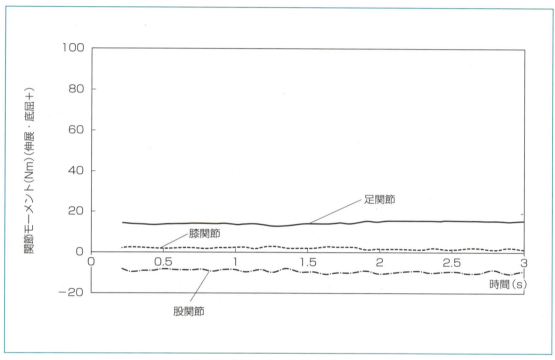

図Ⅰ-8-6　健常者の立位（右足の関節モーメント）

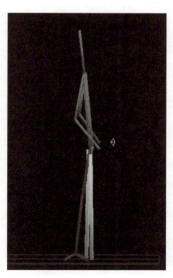

図Ⅰ-8-7　Aさんの立位（左右の床反力ベクトル，床反力3倍表示）

第Ⅰ部　片麻痺者の歩行

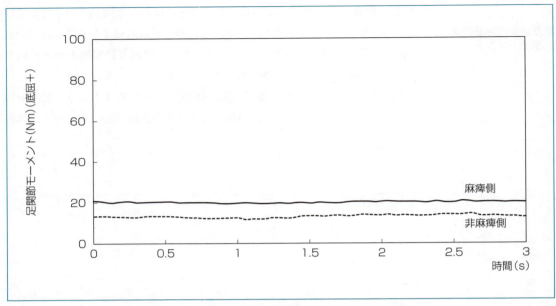

図Ⅰ-8-8　Aさんの立位（両脚の足関節モーメント）

のやや後ろを通っています．左右を比較してみると，麻痺側の床反力ベクトルの根もと，すなわちCOPがやや前足部寄りです．関節モーメントを計算してみると，膝関節と股関節については左右がほぼ同じですが，足関節については麻痺側の底屈モーメントがわずかに大きくなっています（図Ⅰ-8-8）．これは麻痺側の底屈筋が非麻痺側に比較して少しだけ大きく活動していることを示しています．

3 歩行中の床反力ベクトルと関節の位置関係

■ 床反力ベクトルと
  関節の位置関係

　健常者の歩行時のCG動画（図Ⅰ-8-9）で、矢状面内の床反力ベクトルと関節の位置関係をみてみましょう．まず足関節に着目します．立脚初期には健常者は踵から接地するので、床反力はわずかな時間、足関節の後方を通ります．このとき床反力は足関節を底屈方向に回転させるため、これに対抗するように身体内部では背屈筋群が活動していると考えられます．つま先接地から立脚中期にかけて、COPは徐々に前方に移動するとともに床反力ベクトルは直立していくので、床反力ベクトルは足関節の前方を通るようになります．

■ 足関節底屈筋群

このとき床反力は足関節を背屈させる作用をもつため、それに対抗するように足関節底屈筋群が活動するようになります．立脚後期にはCOPはつま先寄りとなり、床反力ベクトルは前方に傾きます．膝関節についてみると、立脚初期に膝関節がわずかに屈曲する際に床反力ベクトルが膝関節の後ろを通るとき以外、床反力ベクトルは下肢にまとわりつくようにして膝関節付近を通っていることがわかります．股関節については、立脚期前半は床反力ベクトルは股関節の前方を通り、立脚中期に股関節が床反力ベクトルを追い越すために、立脚期後半には床反力ベクトルが股関節の後方を通るようになります．

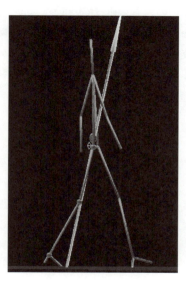

図Ⅰ-8-9　健常者の歩行（右足の床反力ベクトル、歩行1周期、床反力3倍表示）

第Ⅰ部　片麻痺者の歩行

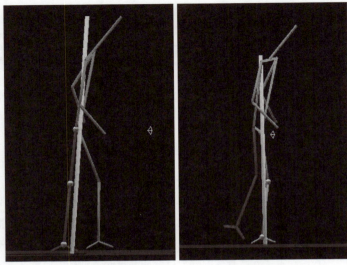

　　　　a. 麻痺側　　　　　　　　b. 非麻痺側

図Ⅰ-8-10　Aさんの歩行（左右の床反力ベクトル，歩行1周期，床反力3倍表示）

■床反力ベクトルと関節の位置関係

　Aさんの歩行時のCG動画（図Ⅰ-8-10）でも，床反力ベクトルと関節の位置関係をみてみましょう．まず気がつくのは，健常者にみられた床反力が下肢にまとわりつくような現象がみられず，床反力と下肢がばらばらに動いているようにみえることです．麻痺側の右脚に着目すると，まず接地が踵ではなく前足部で行われていることがわかります．その後，COPはあまり移動しないで，床反力が徐々に増加していきます．したがって，床反力ベクトルはつねに足関節の前方を通ります．膝関節についてみると，立脚期中つねに膝をやや過伸展させているために，床反力ベクトルは膝関節の前方を通っています．股関節については腰が引けた状態であるために，床反力ベクトルは立脚期を通じて股関節の前方を通っています．非麻痺側の左脚でも，接地は踵でなく足関節のわずかに前方から行われます．膝関節はつねに軽度屈曲した状態なので，床反力ベクトルは膝の後方を通っています．股関節については，床反力ベクトルは立脚前半には股関節の前方，後半から遊脚期にかけては股関節の後方を通ります．

4 下肢関節モーメント

■ 歩行中の下肢関節モーメント

　次にこのデータから計算した歩行中の関節モーメントをグラフでみてみましょう．健常者の歩行中の下肢関節モーメントのグラフを図Ⅰ-8-11に示します．ここでは右脚の結果を示しました．関節モーメントは，足関節底屈，膝関節・股関節伸展方向をプラスとして表示します．足関節では立脚初期のわずかな時間，関節モーメントがマイナスの値を示します．関節モーメントは符号によって，ある関節のまわりでどちらの筋が優勢に働いているかを示しています．足関節のまわりのマイナスの値は背屈筋群が働いていることを示し，これは踵に発生した床反力によって足関節が底屈方向に動かされるのに対抗した筋の活動です．立脚中期から後期にかけて関節モーメントはプラスとなり，これは底屈筋の関節モーメントが徐々に増加していることを示します．立脚後期の底屈筋の関節モーメントは最大となります．遊脚期には床

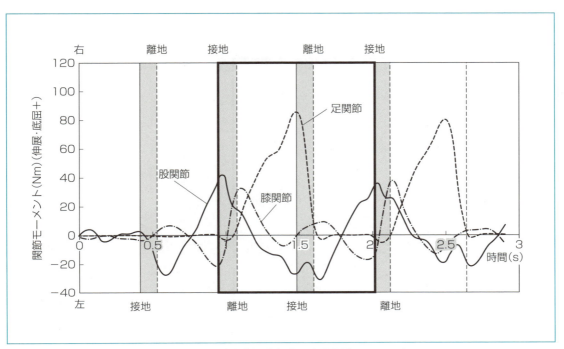

図Ⅰ-8-11　健常者の歩行中の右脚関節モーメント
（対象とする脚の1周期を太枠で囲ってあります．以後同様）

第Ⅰ部　片麻痺者の歩行

■ 重力
■ 慣性力

■ 股関節モーメント

■ 足関節底屈筋群の関節モーメント

■ 底屈モーメント
■ 屈曲モーメント
■ 伸展モーメント

反力はなくなりますが，関節モーメントは対象とする関節より末梢部分に加わる重力と慣性力の影響を受けます．足関節まわりでは遊脚期の関節モーメントはほとんどゼロに近い値を示し，この期間は足関節まわりでは筋活動がほとんどないことがわかります．

膝関節についてみると立脚初期にプラスの山があり，これは膝関節小屈曲時の伸展筋群の活動を示します．それ以外の時期には，膝関節まわりの関節モーメントはあまり大きな値ではありません．股関節モーメントは立脚期前半はプラス，後半から遊脚期にかけてマイナスの山を示します．このことから，立脚期前半は股関節伸展筋群，後半から遊脚期にかけては屈曲筋群が活動していることがわかります．3つの関節を比較すると，一番大きな活動は立脚後期の足関節底屈筋群の関節モーメントです．

Aさんの麻痺側下肢関節モーメントを図Ⅰ-8-12に示します．麻痺側のグラフは健常者のグラフと異なり，かなり単純なパターンを示しています．すなわち，立脚期中，つねに足関節は底屈モーメント，膝関節は屈曲モーメント，股関節は伸展モーメントです．このことは，立脚期中の床反力ベクトルがつねに足関節の前，膝関節の前，股関節の前を通っていることと一致します．すなわちAさんの麻痺側立脚期では，つねに下肢を突っ張った状態で体幹を前傾して歩行していることがわかります(図Ⅰ-8-13)．立脚後期の足関節底屈筋によるモーメントは健常者の半分以下です．

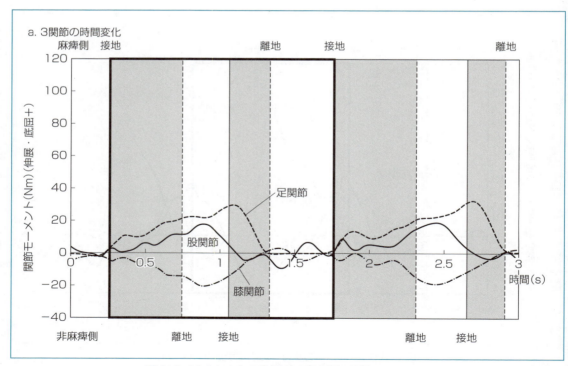

図Ⅰ-8-12　Aさんの歩行中の麻痺側の関節モーメント

8. 関節モーメント

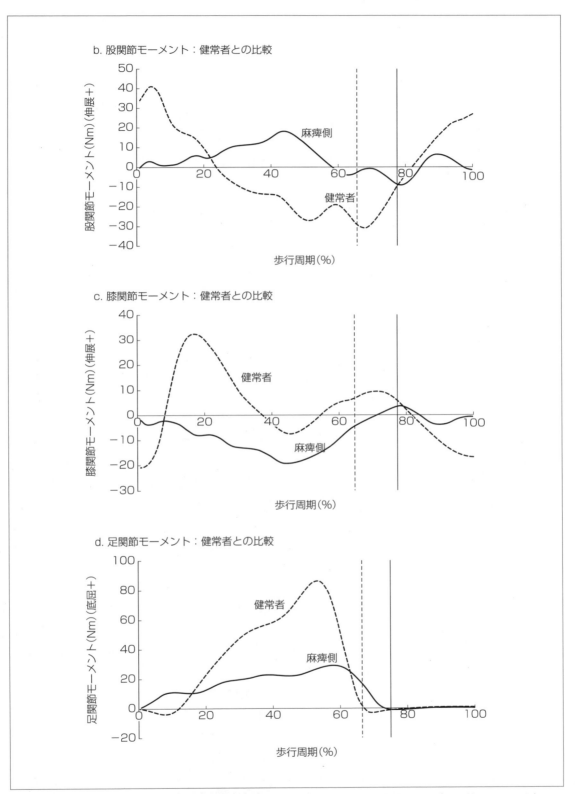

図Ⅰ-8-12　Aさんの歩行中の麻痺側の関節モーメント（股関節，膝関節および足関節モーメント）

第Ⅰ部　片麻痺者の歩行

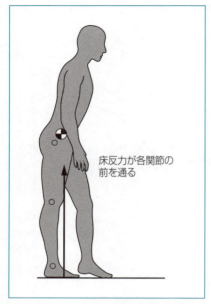

図Ⅰ-8-13　Aさんの麻痺側立脚期の模式図

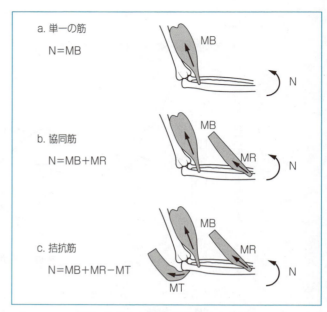

図Ⅰ-8-14　各筋の関節モーメント

■ 外力
■ 筋張力
■ 受動要素

■ 足関節底屈モーメント
■ 股関節伸展モーメント

　ここで注意したいことは，計算された関節モーメントが必ずしも筋活動を示していないということです．8.1で述べたように，関節モーメントは身体に加わる外力から求められますが，外力に対抗しているのは必ずしも筋張力ばかりではありません．関節モーメントには身体内部の力，たとえば靱帯や関節包など関節の受動要素による力も含まれます．外力から求めた関節モーメントが，筋張力によるものかあるいは受動要素によるものかは，動作筋電図などの手法を併用しなければ知ることは困難です．Aさんの場合，麻痺側立脚期の膝関節は，立位時に比較して5度伸展位を示しています．このことから，ここで得られた膝関節屈曲モーメントはおそらく膝関節屈曲筋の活動によるものではなく，膝関節まわりの靱帯などの受動要素による可能性が高いと推定されます．

　足関節底屈モーメントと股関節伸展モーメントは，おそらく筋活動によるものだと考えられます．しかし，ここでもう1つ注意が必要です．関節モーメントは外力によるモーメントから求められますが，身体内部で関節まわりに複数の筋が作用しているときには，関節モーメントはそれらの筋張力によるモーメントの総和となります（図Ⅰ-8-14）．協同筋が活動しているときには関節モーメントはそれらの和となり，拮抗筋の場合は差となります．拮抗筋の同時収縮は，関節を固定する作用があるためにスポーツなどではよくみられますが，健常者の歩行中に拮抗筋が同時に活動することは，エネルギーの無駄遣いになるためにほとんど起こらないと考えられています．したがって，歩行中の関節モーメントから推定される筋活動は，そのままその筋の活

8. 関節モーメント

■ 底屈モーメント

■ 動作筋電図

動として考えることができます．しかし，多くの片麻痺者では拮抗筋の活動の分離が困難です．Aさんの場合も，動作分析で得られた関節モーメントが底屈モーメントであったとしても，これが底屈筋群のみの活動なのかあるいは底屈筋と背屈筋の活動の差なのかを知ることはできません．これを確かめるには，歩行中の動作筋電図を計測する必要があります．片麻痺者の歩行中の動作筋電図の結果からは，立脚期中に背屈筋と底屈筋の活動が断続的に続いている場合が多くみられます．このような状態は，両方の筋活動によってたくさんのエネルギーを使っているにもかかわらず，それが関節モーメントとして外部に伝わらずに，有効に活用されていないということができます．

次にAさんの非麻痺側の関節モーメントをみてみましょう（図Ⅰ-8-15）．

■ 伸展モーメント

麻痺側と異なる点は，膝関節が立脚期中，つねに伸展モーメントを示し，股関節まわりでは健常者と同じ伸展から屈曲のパターンを示すことです．足関節底屈筋群による立脚後期のモーメントは，非麻痺側でも健常者の半分以下です．

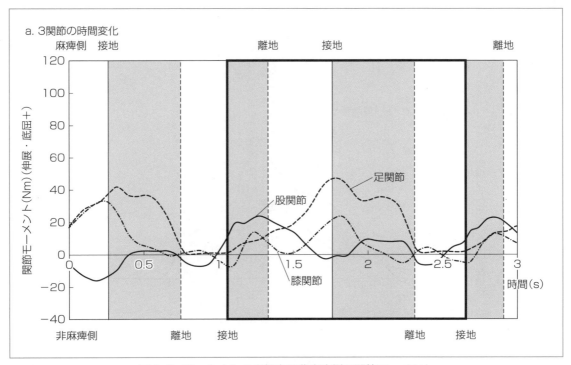

図Ⅰ-8-15　Aさんの歩行中の非麻痺側の関節モーメント

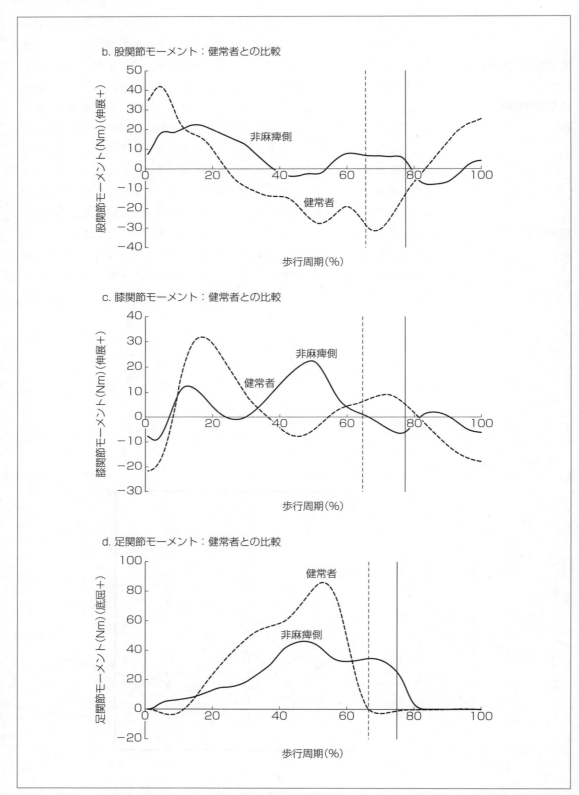

図Ⅰ-8-15　Aさんの歩行中の非麻痺側の関節モーメント（股関節，膝関節および足関節モーメント）

5 体幹に加わるモーメント

■ 剛体リンクモデル

　動作中の関節モーメントを考える際には剛体リンクモデルを仮定して，それぞれの体節が関節点で連結されていると考えました（図Ⅰ-8-16）．このようなモデルでは，筋は関節をまたがってゴムのように身体に付着していると考えることができます．筋張力はこれらのゴムの張力です．したがって，関節モーメントが発生したときには，その関節の両側の体節に張力が作用すると考えなければなりません．このように考えたとき，体幹に作用するモー

■ 体幹に作用する
　モーメント

メントを考えてみましょう．体幹には左右の大腿部が連結されています．すなわち，大腿部に働く筋の張力と逆向きの力が体幹に作用すると考えられます．
　そこで，健常者について左右の股関節モーメントを同時にグラフにしてみ

■ 股関節モーメント

ました（図Ⅰ-8-17）．前節で述べたように，股関節モーメントは立脚期前半に伸展方向，後半から遊脚期に向けて屈曲方向に働きます．グラフをみると伸展モーメントの働く期間と，屈曲モーメントの働く期間が歩行1周期の半分ずつになっています．そこで左右の股関節モーメントを重ねて描くと図Ⅰ-8-17のようになり，プラスとマイナスがほとんど同じ形をしていること

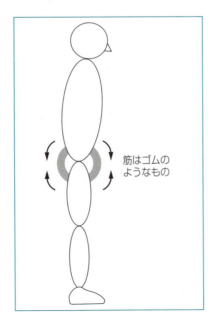

図Ⅰ-8-16　剛体リンクモデル

第Ⅰ部　片麻痺者の歩行

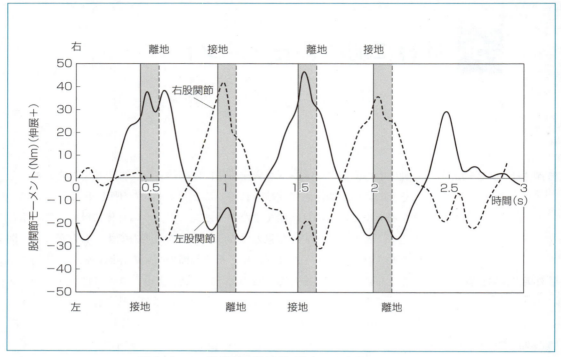

図Ⅰ-8-17　健常者の歩行中の左右の股関節モーメント

■ 股関節伸展モーメント

■ 股関節屈曲モーメント

がわかります．すなわち，前にある脚の立脚期前半に股関節伸展モーメントの逆の作用で，体幹が後方にひかれる分だけ後ろの脚では股関節屈曲モーメントが働いて，体幹を前に引いていることになります（図Ⅰ-8-18）．したがって，体幹には前後でほぼ均等のモーメントが作用するために，体幹をほぼ直立した状態で歩行することができるのです．

Aさんの場合はどうでしょうか．同じように，図Ⅰ-8-19に左右の股関節モーメントを重ねて示します．健常者のように左右の股関節モーメントが対称でなく，どちらかというと伸展方向のモーメントが優位にみえます．体幹に加わるモーメントは左右の股関節の伸展モーメントの反作用によって，どちらかというと体幹が後方に引かれながら変動していると考えられます．これはAさんが，体幹をやや前傾して歩行していることとも関係します．なぜ

■ 体幹前傾

なら，体幹前傾の場合は体幹の重心が前方にあるために，それを支えるために体幹を後方に引くモーメントが必要となるからです（図Ⅰ-8-20）．

関節モーメントについて，健常者と比較したAさんの特徴をまとめると以下のようになります．

・麻痺側足関節モーメントの立脚初期の背屈モーメントがない．
・麻痺側足関節モーメントの立脚後期の底屈モーメントが小さい．
・麻痺側膝関節モーメントは立脚期を通じて屈曲モーメントである．
・麻痺側股関節モーメントは立脚期を通じて伸展モーメントである．

8. 関節モーメント

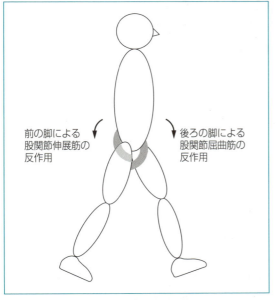

図Ⅰ-8-18　体幹に加わる関節モーメント

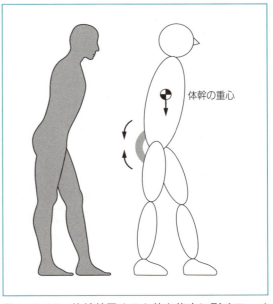

図Ⅰ-8-20　体幹前屈すると体を後方に引くモーメントが必要となる

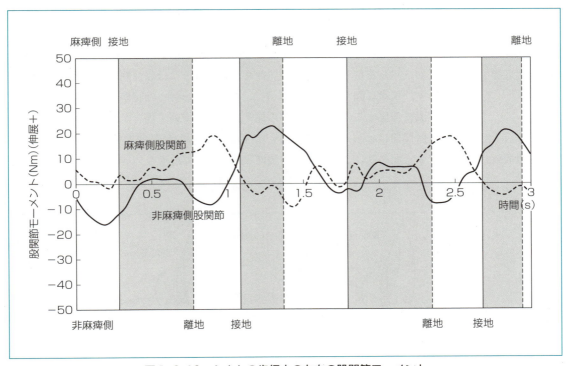

図Ⅰ-8-19　Aさんの歩行中の左右の股関節モーメント

・非麻痺側足関節モーメントの立脚後期の底屈モーメントが小さい．
・左右の股関節モーメントが拮抗していない．

9 関節モーメントのパワー

1 関節モーメントのパワーとは

　健常者の歩行を考える際には，歩行の原動力について知る必要があります．そのためには，歩行中に関節モーメントを発生している筋がどのような活動をしているかを知ることが重要です．よく知られているように筋の働き方には，等尺性収縮，短縮性収縮，伸張性収縮の3種類があります．短縮性収縮は求心性収縮ともよばれ，筋が短縮しながら力を発生する，いわばモーターのような働きです．伸張性収縮は遠心性収縮ともよばれ，筋は伸張しながら力を発生しますが，このときの力の発生はゴムやバネが伸ばされるときの様子と似ています．動作分析ではパワーという概念で筋の活動を表し，動作中の筋活動が短縮性収縮なのか伸張性収縮なのかを知ることができます．

　図Ⅰ-9-1のように，ダンベルをもった腕を屈伸する場合を考えてみましょう．本書では動きを白抜き矢印で，力を黒矢印で示します．図Ⅰ-9-1で活動している筋は上腕二頭筋などの肘関節屈曲筋です．図Ⅰ-9-1aのようにダンベルを持ったまま肘が屈曲していくときには屈曲筋は短縮性収縮をします．反対に図Ⅰ-9-1bのように，ダンベルを持った腕がダンベルの重さで急激に伸展するのを防ぎながら徐々に伸展していく場合があります．このとき肘関節は伸展していますが，活動しているのは肘伸展筋ではなく屈曲筋です．屈曲筋はこのときに伸張性収縮によって急激な伸展にブレーキをかけて

■ 等尺性収縮
■ 短縮性収縮
■ 伸張性収縮
■ 求心性収縮
■ 遠心性収縮

■ 肘関節屈曲筋
■ 短縮性収縮

■ 伸張性収縮

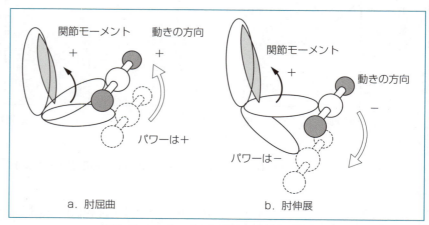

図Ⅰ-9-1　ダンベルを把持して肘を屈伸する

9. 関節モーメントのパワー

■ パワー
■ 関節モーメント
■ 関節角速度

います．この違いは動作分析ではパワーによって表されます．パワーは関節モーメントと関節角速度の積で求められます．関節モーメントも角速度も符号によって方向を区別します．たとえば，肘屈曲の方向をプラスと仮定すると，図Ⅰ-9-1aでは関節モーメントも角速度もプラスですから，その積はプラスとなります．図Ⅰ-9-1bでは関節モーメントはプラス，角速度はマイナスですから積はマイナスとなります．このように関節モーメントと角速度が同じ方向であるとき，すなわち関節モーメントの方向に関節が回転していくときにはパワーがプラスとなり，これは筋が短縮性収縮をしていることを示します．反対に関節モーメントと角速度の方向が反対のとき，すなわち関節モーメントと反対の方向に関節が回転していくときにはパワーがマイナスとなり，これは筋が伸張性収縮をしていることを示します．

■ 短縮性収縮

■ 伸張性収縮

歩行中の筋活動として，たとえば立脚中期から後期にかけての足関節について考えてみましょう（図Ⅰ-9-2）．立脚中期から後期にかけて，床反力ベクトルが足関節の前方にあるために，足関節底屈筋群が活動していることがわかります．立脚中期には足関節は徐々に背屈していきます．したがって，関節モーメントの方向と関節の動きが逆であるため，足関節まわりのパワーはマイナスで，この時期の足関節底屈筋の活動は伸張性収縮です．立脚後期には同じく底屈方向の関節モーメントがみられますが，足関節は急激に底屈します．この時期には関節モーメントの方向と関節の動きが同じであるため，パワーはプラスとなり底屈筋群の活動は短縮性収縮であることがわかります．パワーの値は，各関節についてプラスかマイナスかとその大きさしか

■ 伸張性収縮

■ 短縮性収縮

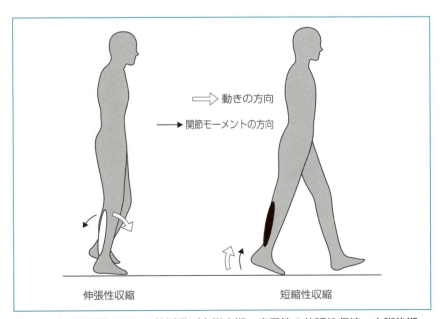

図Ⅰ-9-2　足関節まわりの筋活動（立脚中期：底屈筋の伸張性収縮，立脚後期：短縮性収縮）

第Ⅰ部　片麻痺者の歩行

わかりませんので，パワーのグラフだけからはこの時期に活動している筋を知ることはできません．どちら方向の筋がどのように活動しているかを知るには，関節モーメントとパワーの両方のグラフをみる必要があります．足関節まわりでは以下の4つの場合があります．

　　関節モーメント：背屈モーメント　運動方向：背屈　パワー：＋
　　　　　　　　　　：背屈モーメント　　　　　　底屈　パワー：－
　　関節モーメント：底屈モーメント　運動方向：底屈　パワー：＋
　　　　　　　　　　：底屈モーメント　　　　　　：背屈　パワー：－

　このように考えると，足関節の動く方向と筋の活動状態は直接的には関係がなく，底屈しているから底屈筋が活動している，背屈しているから背屈筋が活動しているということではないということがわかります．筋の活動は運動方向でなく，外力がどのように働いているかで決まってくるのです．

■ パワー

　パワーは関節モーメントと関節の角速度の積で求められるので，関節モーメントが大きく，関節の動きが速いほどパワーは大きくなります．人間が機械だとすればプラスのパワーはモーターが外に対して仕事をする，すなわちパワーの発生として考えられます．マイナスのパワーはゴムやバネがパワーを吸収することに相当します．しかし，筋はパワーを発生するときにも，吸収するときにもエネルギーを必要とするので，動作分析で得られたパワーをそのまま身体の負担と考えることには無理があります．さらに，角速度がゼ

■ 等尺性収縮

ロ，すなわち等尺性収縮のときにはパワーがゼロになってしまいます．しかし，等尺性収縮でも身体は当然エネルギーを必要とします．このように，ここで得られたパワーから動作中の筋の負担を推定することは可能ですが，パワーの値が直接的に負担を表していないことは注意しなければなりません．

2 健常歩行中のパワー

■ 歩行1周期中の
　パワー

■ 底屈筋の短縮性
　収縮

　パワーの概念がわかったところで，健常者の歩行について下肢3関節のパワーをみてみましょう．図Ⅰ-9-3に歩行1周期中の右脚のパワーを示します．このグラフより，健常歩行の原動力となるプラスのパワーは，歩行1周期中に3つの山があることがわかります．もっとも大きいのは立脚後期の足関節のパワーです．関節モーメントのグラフをみると，この時期には底屈方向のモーメントが発生しているので，これは底屈筋の短縮性収縮によるパワーだと理解することができます．あと2つのプラスのパワーは，立脚初期と立脚後期の股関節のパワーです．関節モーメントのグラフをみると，立脚初期には股関節伸展方向，後期には屈曲方向のモーメントが発生しているので，それぞれ伸展筋群，屈曲筋群の短縮性収縮だということがわかります．それぞれの筋の働きを考えると，立脚初期の股関節伸展筋の短縮性収縮は，両脚支持期に後ろの足から乗り移ってきた重心を前上方に押し出す働きです．立脚後期の股関節屈曲筋の働きは，遊脚期に向けて重い大腿部を振り出

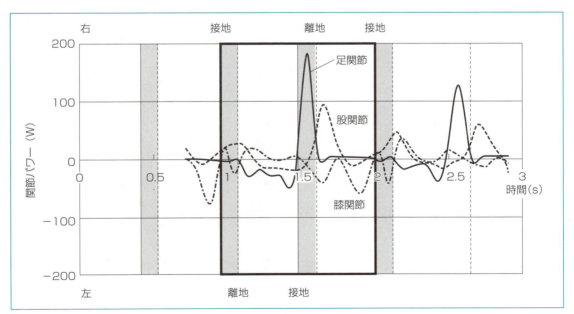

図Ⅰ-9-3　健常者の歩行中のパワー
（対象とする脚の1周期を太枠で囲ってあります．以後同様）

第Ⅰ部　片麻痺者の歩行

すための働きです．おもしろいことに，これらの働きはすべて一方の足から他方の足に移る両脚支持期に起こっています．単脚支持期にはパワーはマイナスで，3関節ともに筋活動は伸張性であることがわかります．とくに膝関節は歩行1周期にわたってほとんどマイナスのパワーを発生しています．

　これらのことから，健常者の歩行中の両脚支持期に何が起こっているのかを考えてみましょう（図Ⅰ-9-4a）．両脚支持期には後ろの脚の足関節で底屈筋が活動し，これとほぼ同じ時期に後ろの脚の股関節屈曲筋によって下肢が前方に振り出されます．このとき，前の脚では股関節伸展筋が重心を上に持ち上げながら前方に移動させます．後ろの脚でのアクセルに対応するブレーキは，前の脚の足関節と膝関節で行われます．足関節では背屈筋が伸張性に働き，衝撃を吸収して前進にブレーキをかけています．膝関節はわずかに屈曲しながら，膝伸展筋の伸張性収縮が行われ，衝撃吸収とともに重心が過度に上方に移動しないようにしています．これらの結果，両脚支持期では重心の進行方向速度が最大となります．さらにこの時期に，床反力ベクトルを「ハ」の字にして下肢にそって働かせることによって，各関節の負担を最小限にしてこれらの動きを実現していることがわかります．

■ 膝伸展筋の伸張性収縮

■ 衝撃吸収

■ 重心

　両脚支持期に下方移動から上方移動へと方向転換した重心は，単脚支持期にはもっとも高い位置に到達します（図Ⅰ-9-4b）．単脚支持期では片方の足で高い位置にある重心を支えているので不安定な状態です．身体は連続して前に進んでいるので，高い位置にある重心は重力によって前下方に落ちていきます．この時期の筋活動は，重力によって前下方に落ちる重心にブレーキをかけるような働きをしています．このように考えると，両脚支持期に後ろの脚から前の脚に重心を移して，上方に持ち上げることができれば，単脚支

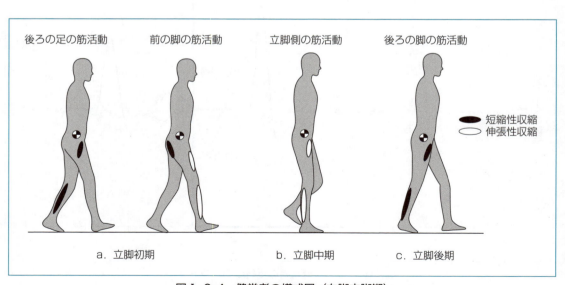

図Ⅰ-9-4　健常者の模式図（右脚立脚期）

9. 関節モーメントのパワー

■ 重心の落下
■ 足関節底屈筋の伸張性収縮

持期は比較的容易に前方移動できると考えることができます．単脚支持期の重心の落下にブレーキをかけるのは，足関節底屈筋の伸張性収縮の働きですが，ここで次の歩幅をとるためにぎりぎりまで時間をかせぐために，底屈筋でもちこたえるのは高い能力が必要です．また，大きく前方移動して下降してきた重心は大きな速度をもっています．健常者では，次に接地する脚でこの速度と接地の衝撃を受けることができることを見越して，大きな歩幅で歩いていると考えられます（図Ⅰ-9-4c）．

■ 歩行における下肢3関節の働き

歩行における下肢3関節の働きを考えると，足関節は立脚後期の底屈筋の活動を中心としたプラスのパワーの働き，股関節は両脚支持期のプラスと単脚支持期のマイナス，膝関節は1周期を通じてマイナスのパワーで衝撃吸収やブレーキの役割を果たしていることがわかります．膝関節は，歩行の原動力として働く足関節と股関節の間でパンタグラフのように働いて，重心の上下動を抑えてなめらかな歩行をつくる役割を果たしているようです．パワーの正負についてグラフで囲まれた面積は力学的エネルギーに相当します．歩行1周期について，プラスの部分とマイナスの部分の面積を計算して3関節で合計すると，ほぼゼロになります（図Ⅰ-9-5）．これはある関節で発生したエネルギーが他の関節で吸収され，トータルがゼロになることを示しています．前述の床反力前後方向成分と同様に，平地を一定速度で歩き続けるためにはエネルギーの増加分をどこかで吸収しなければならないからです．階段や坂道を上ったり，椅子から立ち上がるときには位置エネルギーが増加するので，エネルギーの合計はプラスになります．反対に階段や坂道の下りや座り込みではエネルギーの合計はマイナスになります．また，このような重心の上下動を伴う動きでは，平地歩行で原動力とならなかった膝関節が活躍するようになります．

■ 重心の上下動
■ 力学的エネルギー
■ 位置エネルギー

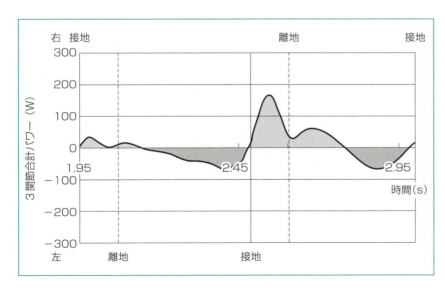

図Ⅰ-9-5 健常者の歩行中の3関節合計パワー（右脚のパワー）

3 片麻痺者の歩行中のパワー

■歩行1周期のパワー　Aさんの歩行についても,歩行1周期のパワーを計算して図Ⅰ-9-6に示します.図Ⅰ-9-6（1）が麻痺側,図Ⅰ-9-6（2）が非麻痺側です.健常者の場合と違ってプラスのパワーがほとんどみられず,規則性のない波形となっています.ここでこの波形について分析することはあまり意味がないので,次の章で今までに述べたAさんの歩行の特徴をまとめてみることにします.

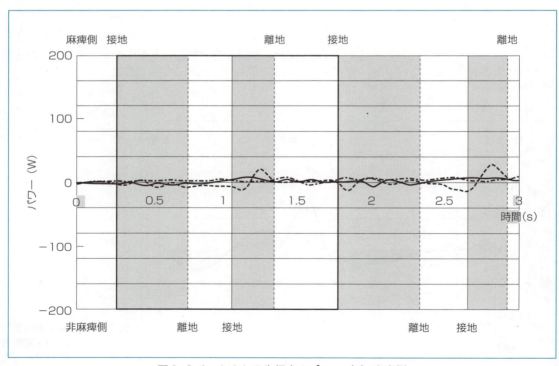

図Ⅰ-9-6　Aさんの歩行中のパワー（1）麻痺側

9. 関節モーメントのパワー

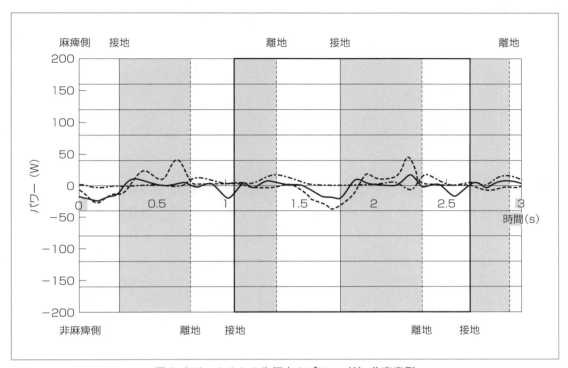

図 I -9-6　A さんの歩行中のパワー（2）非麻痺側

10 片麻痺者の歩行の特徴

■ 片麻痺者の歩行

　今までに述べたＡさんの歩行の特徴をもう一度みてみましょう．ここでは
Ａさんだけでなく，ほとんどの片麻痺者の歩行に共通してみられる特徴に○
をつけました．

○歩行速度が遅い．

○歩行周期が長い．

○ストライド長が短い．

○左右の歩幅が不均等．

○麻痺側の立脚期が短い．

○両脚支持期が長い．

○麻痺側立脚期で重心の上方移動がない．

○非麻痺側から麻痺側への両脚支持期に重心の前方移動速度が増加しない．

○麻痺側では重心が支持基底面を越えて前方移動しない．

○重心の左右振幅が大きく，非麻痺側に寄っている．

○床反力上下方向成分の山と谷が小さい．

○床反力前後方向成分で，麻痺側の制動，非麻痺側の駆動成分が小さい．

○麻痺側のCOPが前足部から発生してほとんど前方移動しない．

○麻痺側足関節の立脚初期の底屈がない．

○麻痺側足関節の遊脚初期の背屈がない．

○非麻痺側足関節の立脚後期の底屈角度が小さい．

　麻痺側膝関節は立脚期中，過伸展（軽度屈曲位の場合もある）．

○麻痺側膝関節の遊脚期の屈曲が小さい．

○麻痺側股関節の立脚後期の伸展が小さい．

○非麻痺側の立脚期膝関節，股関節の動きが滑らかでない．

　体幹がつねに前傾位（後傾位になる場合もある）．

○麻痺側股関節がつねに後方にある．

○麻痺側立脚期に踵，足関節，前足部を中心とした身体の前方回転が生じ
　ない．

○麻痺側足関節モーメントの立脚初期の背屈モーメントがない．

○麻痺側足関節モーメントの立脚後期の底屈モーメントが小さい．

　麻痺側膝関節モーメントは立脚期を通じて屈曲モーメントである．

○麻痺側股関節モーメントは立脚期を通じて伸展モーメントである.

○非麻痺側足関節モーメントの立脚後期の底屈モーメントが小さい.

○左右の股関節モーメントが拮抗していない.

このようにしてみると，○のついていない項目は膝関節と体幹の前後傾に関する項目のみです．膝関節はＡさんのように，立脚期に過伸展で歩行する場合と軽度屈曲位で歩行する場合があります．前に述べたように，平地歩行で膝関節は受動的な役割を果たすため，膝の動きの違いは原因ではなく結果であると考えられます．体幹については歩行中に大きく後傾する場合がありますが，これは下肢を振り出すための代償動作です．そこで○のついている項目，つまり片麻痺者の歩行の特徴でその原因に近いものから並べ替えてみます．原因に近い要素は筋活動を示す関節モーメントで，そのなかでも麻痺側の関節モーメントが最も原因に近いと考えられます．関節モーメントの点でＡさんの歩行は，健常歩行で行われている何が不足しているのでしょうか.

■ 代償動作

■ 片麻痺者の歩行の特徴

■ 筋活動を示す関節モーメント

1 麻痺側の立脚初期

■ 健常者の歩行
■ 身体の前方回転

　健常者の歩行をもう一度まとめると，健常者では踵から接地してつま先接地にかけて踵を中心とした身体の前方回転が起こります．この時期は両脚支持期なので，後ろの脚から前方移動してきた重心を前の脚の足関節背屈筋群と膝関節伸展筋群が衝撃吸収とブレーキとして働いて受け止めます．さらにそのとき，股関節伸展筋群が重心を上前方に移動させています．まず麻痺側の立脚初期に着目して，Ａさんについてこれらの活動をみると以下のようなことがわかります．

　　・踵接地がみられず前足部で接地する．
　　・麻痺側足関節モーメントの立脚初期の背屈モーメントがない．
　　・麻痺側膝関節モーメントは立脚初期の伸展モーメントがみられず，立脚
　　　期を通じて屈曲モーメントである．
　　・麻痺側股関節モーメントは立脚期を通じて伸展方向であるが，立脚初期
　　　の伸展モーメントの山がみられない．

■ 衝撃吸収
■ 重心の前方移動

　すなわち片麻痺者では，麻痺側接地時に踵から接地できないことによって衝撃吸収などの接地の準備ができず，さらにその後の両脚支持期に下肢３関節まわりの筋群ともに，重心の前方移動にブレーキをかけて上前方に移動させるようには活動していません．その結果，重心は後方に残ったままで，麻痺側単脚支持期に上方に移動することができなくなります（図Ⅰ-10-1）．重心が上方に移動しないことの原因は，このほかにも体幹の筋活動の不足が考えられ，立脚中期に直立でのアライメントがとりきれずに麻痺側の骨盤が後

■ 頭部や体幹の前傾

方に回旋し，頭部や体幹の前傾などとして現れてきます．

　その結果，以下のことが起こってきます．

　　・麻痺側足関節の立脚初期の底屈がない．
　　・床反力前後方向成分で，麻痺側の制動成分が小さい．
　　・麻痺側立脚期で重心の上方移動がない．
　　・麻痺側股関節がつねに後方にある．
　　・非麻痺側から麻痺側への両脚支持期に重心の速度が増加しない．
　　・両脚支持期が長い

　麻痺側立脚初期は非麻痺側の立脚後期にあたります．麻痺側の立脚初期で十分な筋活動が行われず，衝撃吸収する準備ができないために，これを見越

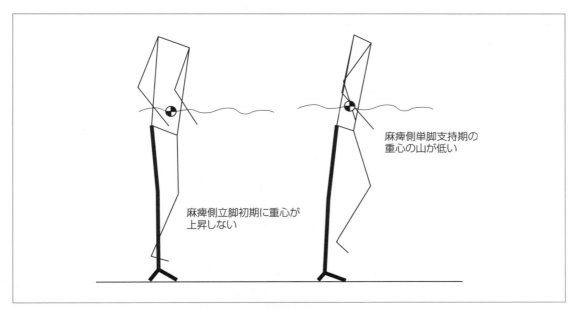

図Ⅰ-10-1　片麻痺者の麻痺側立脚初期の模式図

して非麻痺側では以下のことが起こります.
・床反力前後方向成分で, 非麻痺側の駆動成分が小さい.
・非麻痺側足関節の立脚後期の底屈角度が小さい.
・非麻痺側足関節モーメントの立脚後期の底屈モーメントが小さい.

2 麻痺側の立脚中期

- 重心の前方移動
- 位置エネルギー
- 運動エネルギー

　立脚中期に健常者では，上方に上がった重心を倒立した振り子のように重力の作用によって落下させることにより，少ない力で重心の前方移動を可能にしています（図Ⅰ-10-2）．さらに重心の落下を最大限もちこたえて，位置エネルギーを効率よく運動エネルギーに変換するために底屈筋群が大きく活動しています．一方，片麻痺者では麻痺側の単脚支持期に重心が上がりにくいために，落下による重心の前方移動を行うことがむずかしくなります．また重心が上昇したとしても，支持基底面を越えて落下するのをもちこたえるだけの底屈筋の筋力がありません．その結果，他の動きで無理に重心の前方移動を行わなくてはならなくなります．その結果，以下のようなことが起こってきます．

・体幹がつねに前傾位．
・麻痺側股関節がつねに後方にある．

　一般的には，麻痺側立脚期に重心を安定して前方移動させることがむずかしいために，非麻痺足を前に出すことが困難となり，非麻痺側の歩幅が極端

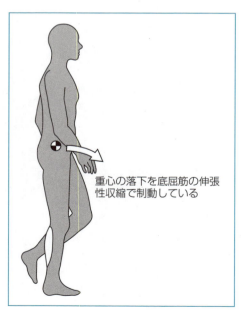

図Ⅰ-10-2　健常者の立脚中期

に短くなります．Aさんの場合は，麻痺側股関節の伸展角度が比較的大きく左骨盤が常に前方にあるために，非麻痺側の歩幅が大きいという結果になっています．

3 麻痺側の立脚後期

■ 床反力ベクトル

■ 蹴り出し

■ 重心の加速度

　立脚中期から後期にかけて，健常者の歩行では床反力ベクトルが前方に傾きます．このとき足関節底屈筋が大きく活動するために，一般的にこの時期の足関節は「蹴り出し」を行っていると考えられています．つま先が床を後方に蹴っているために床反力ベクトルが前方に傾くのですが，蹴り出しを行わなければ床反力ベクトルは前方に傾かないのでしょうか．ここで，床反力の意味をもう一度思い出してみましょう．床反力は重心の加速度を表しているので，重心に前方向の加速度が加われば床反力ベクトルは前方に傾きます．健常歩行では立脚中期以降に重心が下降しながら前方に移動するので，重心には前方向の加速度が生じます．したがって，この加速度によって床反力ベクトルは前方向に傾いていきます．

　これを確かめるために，図Ⅰ-10-3のような装置を使って実験をしてみましょう．この装置は比較的重い質量の錘を小さな台で支え，台の根もとの糸で錘が前に倒れないようにしてあります．これは健常歩行での単脚支持期の状態を模擬しています．糸で支えている状態から急に糸を切ってみます．錘

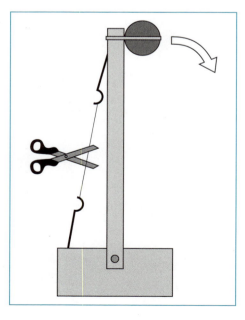

図Ⅰ-10-3　シミュレーション実験装置

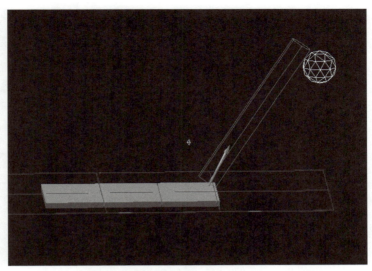

図Ⅰ-10-4　模型実験（床反力ベクトル）

は下降しながら前方に移動しますが，このときの床反力ベクトルの動きをCG動画（図Ⅰ-10-4）でみてみましょう．床反力ベクトルは前方に傾くことがわかります．この装置は足関節底屈筋の「蹴り出し」に相当する積極的な働きは何も行っていませんが，床反力ベクトルは前方に倒れました．このことから「床反力ベクトルが前方に倒れる＝蹴り出しを行っている」のではないことがわかります．

　それでは，健常歩行における立脚中期から後期にかけての大きな足関節底屈モーメントは何を意味するのでしょうか．健常歩行のCG動画（図Ⅰ-10-5）をもう一度みてみましょう．立脚中期から後期にかけて，床反力ベクトルの作用点（COP）は中足骨付近に留まり，その時期に重心はCOPを越えて大きく前方に移動していきます．これに従って，足関節底屈筋の活動は徐々に大きくなっていきます．このことから，立脚後期の足関節底屈筋の活動は，前方に大きく移動する重心を支えて次の足が接地するまでもちこたえるためであると考えられます．この活動ができることによって，健常者では大きな歩幅をとることができるのです．

■ 床反力ベクトルの作用点

■ 大きな歩幅

　ではAさんではどうでしょうか．この点に着目してAさんの歩行のCG動画（図Ⅰ-10-6）をもう一度みてみましょう．Aさんでは，立脚期を通じてCOPがほとんど移動しません．また立脚中期から後期にかけて重心が後方にあり，COPを越えて前方移動していきません．これはAさんの底屈筋群が，前方に移動する重心を支えるだけの機能が不足しているためと考えられます．この結果，以下のことが起こってきます．

・麻痺側の立脚後期の足関節底屈モーメントが小さい．
・麻痺側股関節の立脚後期の伸展が小さい．

第Ⅰ部 片麻痺者の歩行

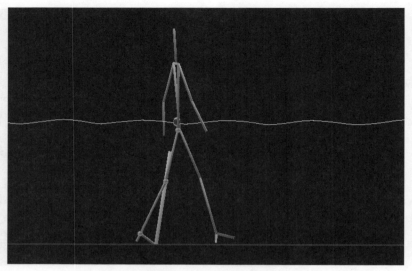

図Ⅰ-10-5　健常者の歩行（重心と床反力ベクトル）

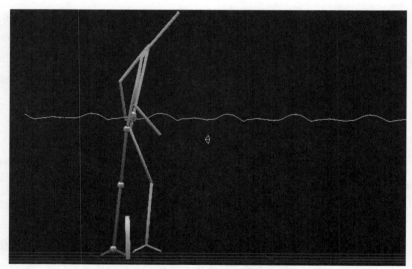

図Ⅰ-10-6　Aさんの歩行（重心と床反力ベクトル）

・麻痺側股関節モーメントは立脚期を通じて伸展モーメントである．

4 麻痺側の遊脚期

遊脚期の初めには，足関節背屈筋の活動によってつま先をもち上げる必要がありますが，片麻痺者では背屈筋の活動が困難なためにこの働きが不十分です．また，伸展共同運動パターンが優位なために遊脚期の膝関節屈曲が不十分です．したがって，以下のことが起こります．

■ 伸展共同運動
　パターン

・麻痺側足関節の遊脚初期の背屈がない．
・麻痺側膝関節の遊脚期の屈曲が小さい．

■ トウ・クリアランス

そこで，遊脚期のトウ・クリアランスをとるために，体幹や下肢全体を使って麻痺脚を振り上げることになります．したがって，以下のことが起こります．

・非麻痺側立脚期の膝関節，股関節の動きがなめらかでない．

さらに遊脚期後半につま先を上げて，踵接地で衝撃吸収する接地の準備ができないために，次の立脚期での麻痺側への重心移動が困難となります．

以上の結果，歩行全体としては以下のようなことが起こっています．

・歩行速度が遅い．
・歩行周期が長い．
・ストライド長が短い．
・左右の歩幅が不均等．
・麻痺側の立脚期が短い．
・重心の左右振幅が大きく，非麻痺側に寄っている．
・床反力上下方向成分の山と谷が小さい．
・左右の股関節モーメントが拮抗していないので体幹の前後屈が起こる．

■ 片麻痺者の歩行

このように考えると，片麻痺者の歩行の問題は主に麻痺側立脚初期と立脚後期の筋の働き方にあるといえます．とくに健常者の平地歩行で重要な役割を果たす，足関節と股関節の筋活動に着目する必要があります．歩行中の膝の動きは目立ちますが，平地歩行では膝は受動的な役割を果たすので，股関節と足関節まわりの筋活動の結果が膝の動きに現れていると考えるべきでしょう．股関節と足関節のうち，とくに足関節については一般的に短下肢装具による補助が行われています．

■ 足関節と股関節の
　筋活動

この第Ⅰ部の片麻痺者の歩行についての考え方に基づいて，第Ⅱ部では装具による歩行改善について考えていきます．

83

第Ⅱ部

短下肢装具を
使用した歩行

1 短下肢装具の機能

1 足関節まわりの筋の働き

　第Ⅰ部で片麻痺者の歩行は，麻痺側の股関節と足関節まわりの筋の働きによって大きく影響を受けることがわかりました．片麻痺者の足関節まわりの筋の働きを補助するために，一般的に短下肢装具（AFO）が使用されています．そこで第Ⅱ部では，AFOを使用した片麻痺者の歩行を観察しながら，AFOの機能がどのように歩行に影響するのかを考えていきます．

■短下肢装具

　AFOの機能について述べる前に，まず健常歩行中の足関節まわりの筋の働きについてもう一度復習します．図Ⅱ-1-1に健常歩行1周期中の足関節角度，関節モーメント，パワーのグラフを示します．横軸は踵接地を開始点とした歩行1周期時間，縦軸の関節角度はプラスが背屈方向，関節モーメントはプラスが底屈方向です．角度のゼロ点は立位の関節角度です．関節角度と関節モーメントのグラフの読み方には注意が必要です．関節角度について

■関節角度

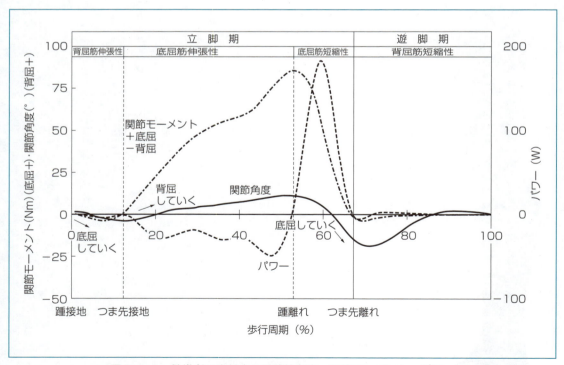

図Ⅱ-1-1　健常者の歩行中の足関節角度，関節モーメント，パワー

1. 短下肢装具の機能

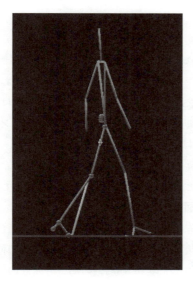

図Ⅱ-1-2　健常者の歩行

は，グラフがプラスの方向に向かうときには足関節が背屈方向に動いていることを示し，マイナス方向に向かうときには底屈方向に動いていることを示します．一方，関節モーメントはゼロより上のプラスの時期には底屈筋が活動し，マイナスの時期には背屈筋が活動していることを示します．パワーはプラスが筋の短縮性収縮，マイナスが伸張性収縮です．

■ 関節モーメント
■ パワー

■ 健常者の歩行

図Ⅱ-1-1と健常者の歩行のCG動画（図Ⅱ-1-2）を比べながら詳しくみていきましょう．立脚初期の踵接地時からつま先接地にかけて，足部は踵を中心に回転しながら足関節はわずかに底屈していきます．このとき床反力は踵付近に発生して足関節を底屈させる方向に働くので，身体側では背屈筋が活動して背屈方向の関節モーメントを発生しています．背屈筋が活動しながら底屈しているため筋活動と関節の動きが反対となり，パワーはマイナスで背屈筋の活動は伸張性収縮です．つま先接地から踵離れまでの時期には，足部は足関節を中心として背屈方向に回転していきます．この時期には，足部が床面に固定されて下腿部が前傾していくために，足部が背屈方向に回転というのは違和感があるかもしれませんが，足関節の動きは背屈方向の回転です．そのとき床反力ベクトルは徐々に前方に移動していきます．床反力が足関節を背屈する方向に働くために，それに対抗して関節モーメントは底屈方向となります．底屈モーメントを発生しながら背屈していくため，この時期のパワーはマイナスで底屈筋の伸張性収縮が起こっていると考えられます．踵離れからつま先離れにかけて足関節は急激に底屈します．関節モーメントは引き続き底屈方向なので，この時期は関節モーメントと関節の動きが同じであり，パワーはプラス，すなわち底屈筋の短縮性収縮が起こっていることがわかります．遊脚期には足関節はわずかに背屈します．関節モーメントはほとんどゼロに近い値となり，パワーの値も非常に小さくなります．

■ 背屈筋の伸張性収縮

■ 底屈筋の伸張性収縮

■ 底屈筋の短縮性収縮

第Ⅱ部　短下肢装具を利用した歩行

歩行1周期を通してみると立脚期の関節モーメントが圧倒的に大きく，遊脚期は小さい値です．関節モーメントは，足関節より末梢の部分に加わる外力によって影響されます．立脚期には体重かそれ以上の大きさの床反力が足部に作用するので，これに対抗するために足関節まわりで大きな関節モーメントが必要になりますが，遊脚期の足部に加わるのは質量の小さい重力と慣性力のみです．遊脚期の足関節は，トウ・クリアランスをとるためにつま先をもち上げなくてはならず，足関節背屈筋が活動していると考えられますが，この大きさは立脚期と比較すると非常に小さいということができます．

■ トウ・クリアランス

以上をまとめると，健常歩行1周期中の足関節まわりの筋の働きは以下のようになります（図Ⅱ-1-3）．

①踵接地〜つま先接地（立脚初期）：背屈筋の伸張性収縮．
②つま先接地直後〜踵離れ（立脚中期）：底屈筋の伸張性収縮．
③踵離れ直後〜つま先離れ（立脚後期）：底屈筋の短縮性収縮．
④つま先離れ直後〜踵接地（遊脚期）：背屈筋のわずかな短縮性収縮．

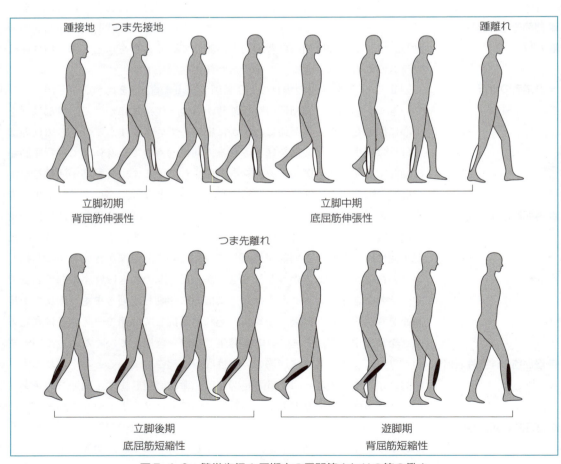

図Ⅱ-1-3　健常歩行1周期中の足関節まわりの筋の働き

2 | 短下肢装具の機能分類

■ 金属支柱型 AFO
■ プラスチック型 AFO

■ 内外反方向

■ 底背屈方向

■ 制限

■ 制動

■ 後方制動
■ 底屈角度制限

　現在，片麻痺者の歩行改善を目的としてたくさんの AFO が開発され使用されています．大きく分けると金属支柱型とプラスチック型があり，プラスチック型にはプラスチック一体型と足継手を使用したものがあります．本テキストではこれらをデザインや継手の種類によってではなく，歩行中の足関節の動きに対する働きによって分類していきます．足関節は 3 次元的に動くため，AFO の働きも底背屈方向と内外反方向について考慮しなければなりません．内外反方向については，AFO 使用者の足関節まわりの筋緊張の程度に従って足関節の自由度を止める必要があり，これについては一般的に金属支柱型 AFO が優れた機能をもっています．底背屈方向の機能は使用者の歩行に大きな影響を与え，継手の種類によってさまざまな機能の AFO があるため，ここでは主に底背屈方向の AFO の機能について説明します．

　AFO は歩行中の足関節の動きをある角度で止めたり，動きに抵抗を与えて制動することによって歩行を補助しています．角度制限や制動の働きは，足継手の機構やプラスチック材料の撓みによって起こります．従来より，AFO の機能を述べるために「制限」と「制動」という用語が混同されて使用されることが多いため，本テキストでは両者を区別して表現していきます（**表Ⅱ-1-1**）．制限とはある角度で足関節の動きを止めることを示します．角度制限には底屈制限と背屈制限があり，両者を組み合わせて可動域を制限する場合もあります．一方，制動とは足関節の動きに抵抗をかけながら動くことを示します．抵抗をかけながら動くのは車のブレーキと同じです．制動にも底屈制動と背屈制動があります．一般的に用いられている中立位より底屈しない AFO は「後方制動」とよばれることがありますが，本テキストでは「底屈角度制限」とよぶことにします．角度制限機能をもつ AFO では制限する角度の調節，制動機能をもつ AFO では制動の大きさと制動がかかり始め

表Ⅱ-1-1　AFO 足継手の機能の定義

制　限：ある角度から動かない. 　　　　底屈制限，背屈制限 制　動：ブレーキをかけながら動く. 　　　　底屈制動，背屈制動

る角度を調節することができます．

　これらの用語を使用して，既存の AFO を分類すると以下のようになります（**図Ⅱ-1-4**）．図では，足関節の動きの制限が大きいものから順に左から並べてあります．

　タイプ A は足継手の角度制限によって底屈角度と背屈角度を制限する AFO で，継手の調節により制限角度を調節することができます．

■ **シューホーン型 AFO**

　タイプ B は底屈方向と背屈方向の両方の動きを制動する AFO で，最も一般的に使用されているシューホーン型 AFO など，プラスチック一体型の AFO がここに含まれます．このタイプでは，プラスチック材料の厚さや足関節部のトリミングによって制動の大きさを調節することができます．また，採型時の足関節角度によって，制動の効き始める足関節角度を調節することができます．

　タイプ C は底屈方向の動きはある角度で制限があり，背屈方向には自由に動く AFO です．角度制限は継手の機構やストッパーなどによって行われ，どの角度で動きを止めるかの角度調節が可能です．

　タイプ D は最近開発されたもっとも自由度の大きい AFO で，底屈方向には制動をかけながら動き，背屈方向には自由に動く AFO です．バネや摩擦，油圧ダンパーなどを利用した特殊な継手でこの機構を実現しています．これらの AFO は底屈方向の制動の大きさと制動がかかり始める角度を調節することができます．

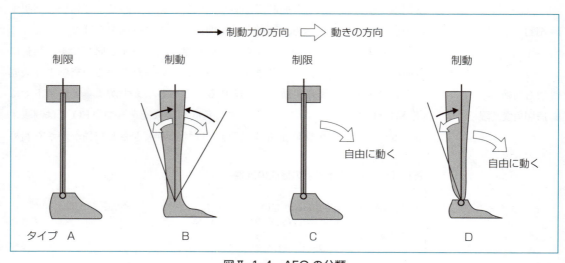

図Ⅱ-1-4　AFO の分類

3 歩行中の短下肢装具の働き

　次に,「1.1　足関節まわりの筋の働き」の項で述べた歩行中の足関節の動きに対応させて，各種のAFOが足関節のまわりでどのように働くかを考えてみましょう（図Ⅱ-1-5）．足関節まわりの筋の働きをもう一度示します．

■ 踵接地　　　　　①踵接地〜つま先接地（立脚初期）：背屈筋の伸張性収縮
　ほとんどの片麻痺者は装具なし歩行では踵接地が困難で，足底全体あるいは前足部で接地しますが，AFOを使用することによって遊脚期の足関節底屈が防止できるために踵接地が可能となります．健常者の歩行では，踵接地
■ つま先接地　　の直後に足関節は底屈しながらつま先接地に至ります．底屈の動きに制動を
■ 背屈筋の伸張性収縮　かけるタイプBとタイプDのAFOでは，AFOが背屈筋の伸張性収縮の補助を行って，徐々に底屈しながらつま先接地を行います．底屈角度を制限するタイプAとタイプCのAFOでは，踵接地直後の足関節底屈は起こらず，下腿が急激に前傾しながらつま先接地に至ります．底屈が可能なタイプB，タイプDのAFOでも，制動力が大きすぎると底屈は起きません．

■ つま先接地　　　②つま先接地〜踵離れ（立脚中期）：底屈筋の伸張性収縮
■ 踵離れ　　　　　つま先接地から踵離れにかけて足関節は背屈していきます．背屈方向の動

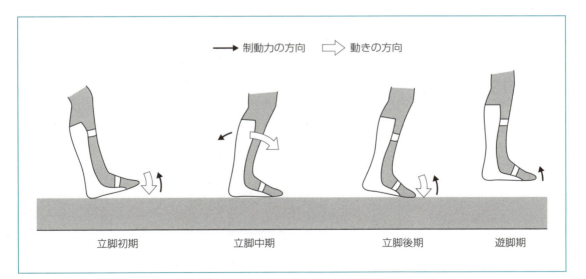

図Ⅱ-1-5　歩行1周期中のAFOの働き

第Ⅱ部　短下肢装具を利用した歩行

■ 底屈筋の伸張性収縮

きに対して角度制限するタイプ A では，AFO によって過剰な背屈を防止できます．背屈方向の動きに制動をかけるタイプ B では，AFO の制動を調整すれば適度な撓みによって底屈筋の伸張性収縮を補助することができます．しかし，底屈に対する制動と同様に，タイプ B の AFO でも背屈に対する制動力が大きすぎると背屈は起きません．足関節背屈方向に自由に動くタイプ C とタイプ D の AFO では，この時期には AFO による補助を行っていません．

■ 踵離れ
■ つま先離れ
■ 底屈筋の短縮性収縮

③踵離れ〜つま先離れ（立脚後期）：底屈筋の短縮性収縮

再び足関節底屈が起こる立脚終期には，すべての AFO で底屈に対する制限あるいは制動が加わります．後に詳しく述べますが，このときの AFO の制動は，AFO が足関節初期角度から底屈方向に動いたときに初期角度まで戻ろうとする働きです．したがって，この時期に AFO は底屈の補助をしているわけではありません．

■ つま先離れ
■ 踵接地
■ 背屈筋のわずかな
　短縮性収縮

④つま先離れ〜踵接地（遊脚期）：背屈筋のわずかな短縮性収縮

遊脚期に足関節に加わる底屈方向の力は小さいため，すべての AFO で足関節の背屈位を保つことが可能です．

以上のように，AFO による制動は足関節まわりの筋の働きを補助していることがわかります．③と④の時期における AFO の働きの違いは，タイプによってあまり大きくなく，AFO のタイプによる違いは主に①と②の時期に影響しています．

92

2 装具なし歩行と装具歩行

1 ビデオでみてみましょう

　それぞれの片麻痺者は，歩行の状態によって前項で示した４種類のうちに適したAFOがあると考えられます．比較的歩行能力が高いAさんの場合は，自由度の大きいタイプDの装具でもっとも歩行速度が増加しました．Aさんご自身もタイプDのAFOがもっとも歩きやすいとのことです．そこで，まずAさんの装具なし歩行と，タイプDのAFOを使用した歩行をデータの上から比較してみましょう．その後に他のタイプのAFOでの歩行との比較を行います．

　タイプDのAFOでは，底屈制動の大きさと制動がかかり始める角度（足関節初期角度）を使用者に合わせて調節することができます．第２節に示すAFOを使用した歩行は，タイプDで底屈制動の大きさと足関節初期角度をAさんに合わせて調節した状態です．ここで使用したAFOでは，油圧ダンパーの抗力によって底屈に対する制動力を発生する機能をもっています（図Ⅱ-2-1）．制動の大きさと初期角度の調節は，歩行計測に先だって，歩行を観察しながらAさんご自身の意見を参考に理学療法士が行いました．底屈制動の大きさは，AFOの両端を手で持って動かしたときに軽く抵抗を感じる程度としました（脚注参照）．足関節初期角度は背屈５度で設定しました．この設定でAさんのAFOは，背屈５度から底屈方向の運動に対して油圧ダンパーによる制動がかかることを意味しています．背屈５度から背屈方向の動きに対してはAFOによる制限や制動がなく，足関節は自由に動きます．

■油圧ダンパー

■底屈制動

■足関節初期角度

◆　脚　注　◆

■バネを利用したAFO

■AFOの硬さ

■油圧ダンパー付き
　AFO

　AFOが発生する力は，AFOの足継手が底背屈方向に変形するときにプラスチック材料の撓みやバネなどによって元に戻ろうとする力です．この力が歩行中の足関節のまわりに作用して関節モーメントの補助として働きます．バネを利用したAFOの場合は，変形の角度によって発生する力が決まるので，これを計測して結果を表示することができます．これがAFOの硬さです．しかし，今回使用した油圧ダンパー付きAFOでは，油圧ダンパーが発生する抗力はダンパーの変形量と変形の速度によって影響を受けます．油圧ダンパーの微小な変形と変形速度を計測することはむずかしいため，歩行時に油圧ダンパー付きAFOが発生する力を計測結果で示すことは困難です．したがって，ここでは上記のような表現としました．

第Ⅱ部　短下肢装具を利用した歩行

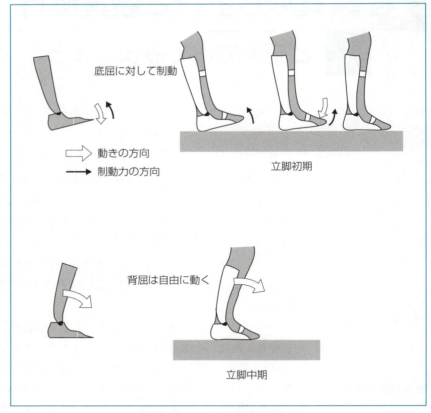

図Ⅱ-2-1　油圧AFOの機能

　AさんのAFOなしの歩行（靴装着）（図Ⅱ-2-2）とタイプDのAFOでの歩行（図Ⅱ-2-3）をビデオで比較してみましょう．第Ⅰ部の初めでみたとおり，AFOなしの歩行の場合は以下の特徴がみられました．
　・歩行速度が遅い．
　・左右の歩幅が不均等．
　・麻痺側のつま先接地．
　・離床困難．
　・遊脚期のぶん回し．
　・体幹が直立でない．
　これらのほとんどの項目がAFOの装着によって改善されているようにみえます．ビデオで確かめてください．

2. 装具なし歩行と装具歩行

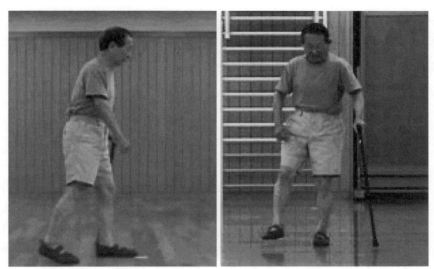

a. 矢状面　　　　　　　　b. 前額面
図Ⅱ-2-2　Aさんの装具なし歩行

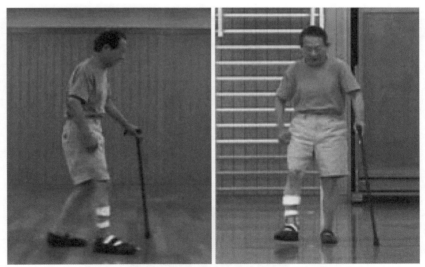

a. 矢状面　　　　　　　　b. 前額面
図Ⅱ-2-3　AさんのタイプDを使用した歩行

2 歩行の基本データ

- 歩幅
- 歩行周期
- 歩行速度
- 装具なし歩行
- AFOを使用した歩行

歩行の計測は装具なしとタイプDのAFO装着で行いました．表Ⅱ-2-1にAさんのAFOを装着した歩行の基本データを示します．AFO装着によって歩幅が増大，歩行周期が短縮して，歩行速度が増加していることがわかります．次にAさんの装具なし歩行（図Ⅱ-2-4）とAFOを使用した歩行（図Ⅱ-2-5）をCG動画でみてみましょう．図Ⅱ-2-6に両者を重ねたCG動画を示します．CG動画では緑色が装具なし歩行，青色がAFOを使用した歩行です．重ねてみることによって，AFO装着により歩行速度が大幅に増加して

表Ⅱ-2-1　AさんのAFO歩行の基本データ（タイプD）

	歩行周期 (s)				ストライド (m)	歩行速度 (m/s)
	1.350				0.688	0.510
麻痺側	両脚支持期1	単脚支持期	両脚支持期2	遊脚期	歩幅	
	0.229	0.371	0.250	0.508	0.320	
非麻痺側	両脚支持期1	単脚支持期	両脚支持期2	遊脚期	歩幅	
	0.250	0.483	0.229	0.379	0.369	
対称性（麻痺側/非麻痺側）%	91.7	76.8	109.1	134.1	86.7	

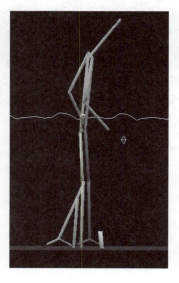

図Ⅱ-2-4　Aさんの装具なし歩行

2. 装具なし歩行と装具歩行

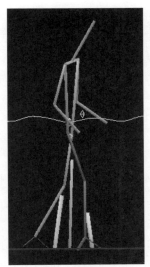

図Ⅱ-2-5　Aさんのタイプ D を使用した歩行

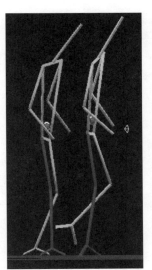

図Ⅱ-2-6　装具なし歩行とタイプ D の比較（左：装具なし，右：タイプ D）

いることがわかります．では，どこがどのように改善して，歩行速度の増加につながったかを細かくみることにします．

3 麻痺側の立脚初期

■ 麻痺側の立脚初期
■ 関節角度
■ 関節モーメント

■ 歩行1周期時間

　麻痺側の立脚初期からみてみましょう．Aさんの歩行中の関節角度のグラフを図Ⅱ-2-7に，関節モーメントのグラフを図Ⅱ-2-8に示します．AFO装着時には歩行周期が短くなりますが，第Ⅱ部のグラフは細かい違いをみるために歩行1周期の時間を100％に規格化して重ねて示します．以下のグラフの横軸は，踵接地を開始点とした歩行1周期時間です．図Ⅱ-2-7，図Ⅱ-2-8では，グラフの実線がAFO装着，点線が装具なし歩行です．縦のラインはそれぞれにおける立脚から遊脚への移行点を示します．第Ⅰ部でAさんの装具なし歩行の麻痺側立脚初期には次のような特徴があることがわかりました．

　　　・踵接地がみられず前足部で接地する．
　　　・麻痺側足関節モーメントの立脚初期の背屈モーメントがない．
　　　・麻痺側膝関節モーメントは立脚初期の伸展モーメントがみられず，立脚
　　　　期を通じて屈曲モーメントである．
　　　・麻痺側股関節モーメントは立脚期を通じて伸展方向であるが，立脚初期
　　　　の伸展モーメントの山がみられない．

　CG動画をみると，AFOを装着した歩行では麻痺側の踵から接地していることがわかります．第Ⅰ部で片麻痺者の歩行では遊脚期後半につま先をあげて，接地に向けた準備をすることができないことを述べましたが，AFO装着

■ 踵接地

によって踵から接地できるようになります．踵接地によって床反力ベクトルが足関節後方を通るようになり，関節モーメントのグラフでは立脚初期の足関節まわりに，わずかな背屈方向のモーメントがみられるようになります．

■ 背屈モーメント

Aさんの装具なし歩行では，立脚初期の背屈モーメントがみられなかったことから，ここで計測された背屈方向のモーメントはおそらくAFOによって

■ 制動モーメント

発生した制動モーメントであると考えられます．踵接地から足関節は徐々に底屈していきますが，このことは図Ⅱ-2-7cの足関節角度変化からも確かめることができます．足関節は徐々に底屈しながらつま先接地に至ります．つ

■ つま先接地
■ 床反力ベクトル

ま先接地のときには膝関節はわずかに屈曲し，床反力ベクトルは膝関節のわずかに後方を通るようになります．この踵接地からつま先接地に至る間の短い時間に発生するAFOによる背屈方向のモーメントは，AFOの非常に重要な機能です．これについて以下に詳しく説明します．

2. 装具なし歩行と装具歩行

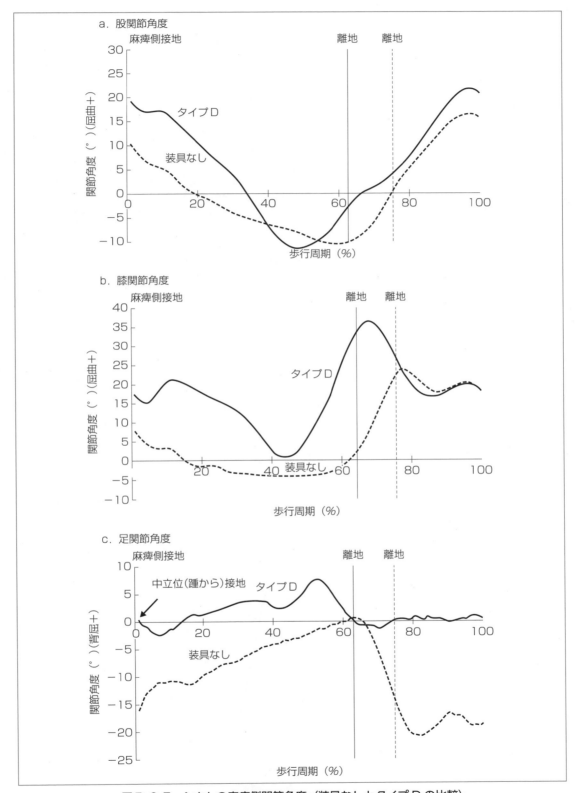

図Ⅱ-2-7 Aさんの麻痺側関節角度（装具なしとタイプDの比較）

第Ⅱ部　短下肢装具を利用した歩行

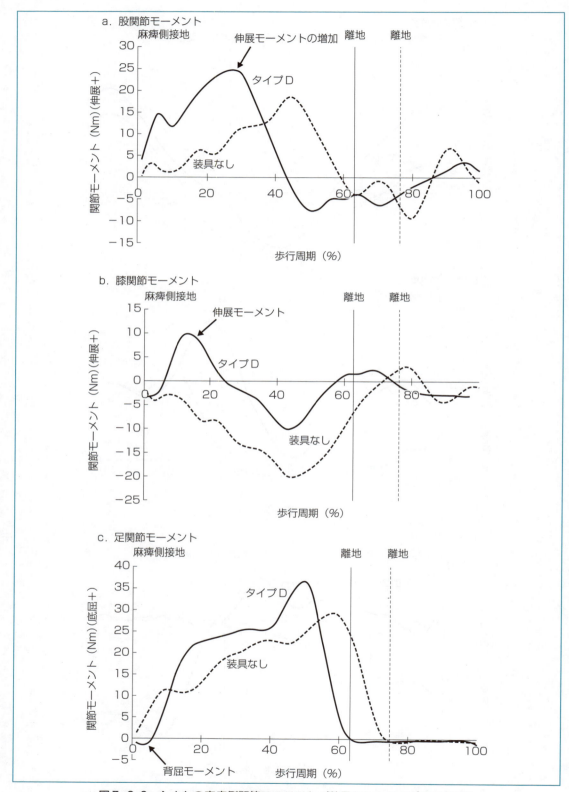

図Ⅱ-2-8　Aさんの麻痺側関節モーメント（装具なしとタイプDの比較）

2. 装具なし歩行と装具歩行

まず健常者の歩行の立脚初期を思い出してみましょう（**図Ⅱ-2-9**）．健常者では足部は踵から接地します．踵から発生した床反力ベクトルは，足関節を底屈する方向に働きます．これによって足関節は底屈してつま先接地に至ります．歩行中の各関節の関節モーメントを**図Ⅱ-2-10**に示します．立脚初期には，足関節のまわりでは背屈筋，膝関節のまわりでは伸展筋がともに伸張性に活動します．床反力によって足部が回転すると，足関節まわりでは背屈筋がゴムのように働いて，下腿部を前方に回転させていきます．このとき足部の回転の方が下腿部の回転よりもやや大きいので，足関節角度は底屈となりますが，下腿部が適度に前方に回転することを忘れないでください．少し遅れて，膝関節伸展筋がゴムのように働いて，大腿部が前方に回転していきます．下腿部の回転によって膝が徐々に前に押し出され，つま先接地時には床反力ベクトルが膝のやや後方を通るような位置にきます．さらに，大腿部の回転と同時に起こる股関節伸展筋の短縮性収縮によって，上体が前上方

■ 関節モーメント

■ 足関節角度

■ 床反力ベクトル
■ 股関節伸展筋の短縮性収縮

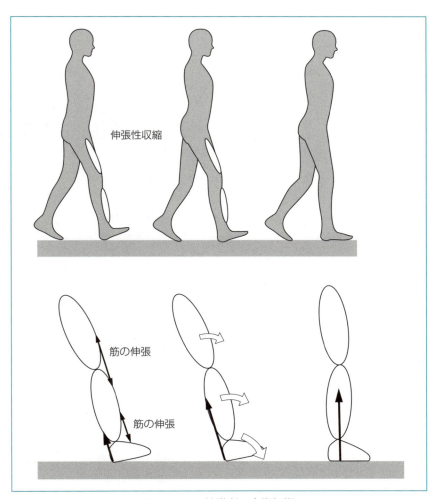

図Ⅱ-2-9　健常者の立脚初期

第Ⅱ部 短下肢装具を利用した歩行

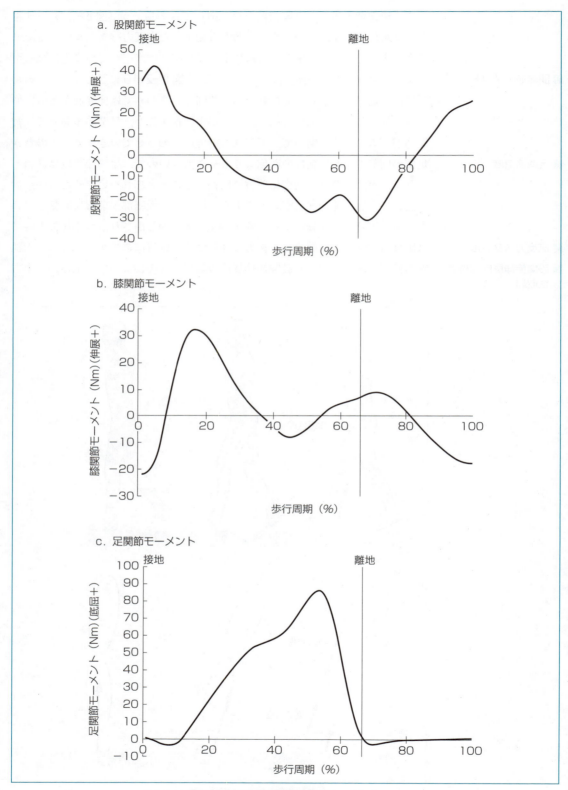

図Ⅱ-2-10 健常者の関節モーメント

2. 装具なし歩行と装具歩行

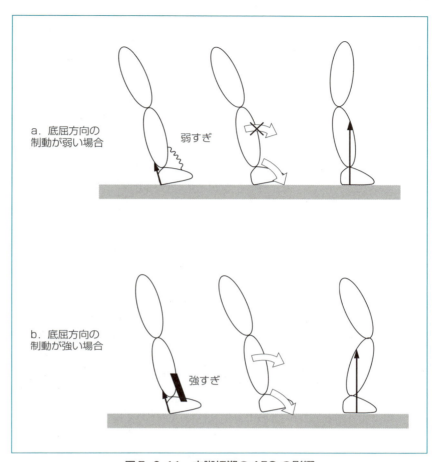

図Ⅱ-2-11 立脚初期のAFOの影響

にもち上がってきます．健常者ではこれらの筋が協調して働くことで，立脚中期に向けての重心の上昇を実現しています．

■ 重心の上昇
■ 踵接地

片麻痺者の装具なし歩行では，踵接地が行われないためにこれらの働きは初めから実現困難です．しかし，AFO装着で踵接地が得られるようになると事情は変わってきます．踵接地直後にAFOが発生するモーメントは，底屈に対する制動モーメントで，これはいうまでもなく背屈筋の伸張性収縮を補助しています．Aさんの歩行では，このモーメントの大きさを適切に調節していると書きましたが，もしもこのモーメントの大きさが適切でないと，どのようなことが起こるでしょう．AFOによる底屈制動モーメントが小さすぎる場合を図Ⅱ-2-11aに示します．

■ 制動モーメント
■ 背屈筋の伸張性収縮
■ 底屈制動モーメント

AFOによる底屈制動が小さすぎるのは，図のゴムが弱すぎる状態をイメージしてください．AFOによって踵接地した足部には，足関節を底屈させようとする床反力が作用します．これによって足関節は底屈し，つま先接地に至りますが，底屈制動が弱すぎるために下腿部は連動して前方に回転して

103

第Ⅱ部　短下肢装具を利用した歩行

きません．その結果，足関節が底屈してつま先接地に至っても，下腿部が後傾したままで膝関節が後方に残ってしまいます．このとき，床反力ベクトルは膝関節の前方を通るようになり，膝関節過伸展が生じます．立脚初期に一度この状態になってしまうと，立脚期中に膝関節を前方に押し出すことは困難なため，立脚期を通して膝関節が過伸展となってしまいます．またこの状態で重心を前方に移動させようとすると体幹が前傾します．その結果，立脚後期のつま先離れが悪くなります．このように底屈制動の小さすぎるAFOを装着した場合，AFOを使用される方は「裸足と同じ」「足首が不安定」「たよりない」などと感じられます．

■ 膝関節過伸展

■ 体幹の前傾

　反対に立脚初期のAFOによる制動モーメントが大きすぎる場合を考えてみましょう．これは図Ⅱ-2-11bのゴムが強すぎる場合で，極端なときにはまったく足関節が底屈しない状態をイメージしてください．これは図Ⅱ-1-4のタイプC，すなわち底屈角度を制限したAFOと同じです．このようなAFOを装着して，踵から接地するとどうなるでしょう．踵に発生した床反力は今までと同じく足部を回転させます．このとき，足関節の底屈が許されないと，足部の回転と一緒に下腿部が大きく前方に回転していきます．その結果，つま先接地時に膝関節は前に押し出されて，床反力ベクトルは膝関節の後方を通るようになります．この状態は不安定なため，膝関節の伸展筋を働かせなければ姿勢を保てなくなります．

　このような状態でAFOの使用者は，下腿部が後方から押される不快感を感じたり，「足首が硬くて歩きにくい」「締めつけられる」などの感じを受けます．膝関節伸展筋の活動が十分でない場合，接地時の衝撃吸収が十分に行われずに，つま先接地時に踵を中心として下肢を外旋させる場合があります．これは義足歩行でヒールバンパーが硬すぎる場合と同様な現象です．あるいは，接地時に不安定になることを見越して麻痺側の歩幅を狭め，膝をやや屈曲して真上から接地して，踵付近に床反力ベクトルが生じないような代償動作を片麻痺者自身が行う場合もあります．

■ 衝撃吸収

■ 代償動作

■ 底屈制動モーメント

　以上のように，AFOによる底屈制動モーメントの大きさは小さすぎても大きすぎてもよくなく，AFO使用者の状態に合わせて制動モーメントの大きさを調節することは非常に重要です．使用者の状態とは，麻痺の程度，体重，歩行開始からの期間，歩行速度，麻痺側接地の状況などが考えられます．Aさんの場合は，歩行の観察を通して適切な大きさのAFOの底屈制動モーメントを調節することによって，立脚初期の足部回転に連動した下腿部の前方回転を実現することができました．この様子をCG動画（図Ⅱ-2-12）で詳しくみてください．

■ 下腿部の前方回転

■ 屈曲モーメント

■ 伸展モーメント

　立脚初期に麻痺側足関節は，AFOの補助によるモーメントがみられますが，足関節以外の麻痺側の関節モーメントをみてみると，膝関節では屈曲モーメントであったものが伸展モーメントに変化し，股関節でも伸展モーメ

104

2. 装具なし歩行と装具歩行

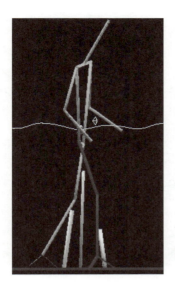

図Ⅱ-2-12　Aさんのタイプ D（立脚初期の下腿部の前方回転）

ントの増加がみられます．これは AFO 装着によって，麻痺側接地時の床面に対するアライメントの改善が得られたために，直接的には AFO による補助を受けていない膝関節，股関節でも関節モーメントの変化がみられたことを示しています．

　麻痺側の立脚初期は非麻痺側の立脚後期です．第Ⅰ部の Aさんの装具なし歩行では，麻痺側接地時の不十分な衝撃吸収を見越して，非麻痺側では足関節底屈筋の活動をコントロールしていることがわかりました．図Ⅱ-2-13，図Ⅱ-2-14 に AFO 装着時と装具なし歩行の非麻痺側の関節角度と関節モーメントを示します．非麻痺側の立脚後期では，AFO 装着によって底屈角度，底屈モーメントともに増大していることがわかります．これは非麻痺側での加速を抑えるコントロールが少なくなったことを示しています．

　このように，麻痺側接地時に衝撃吸収とブレーキの作用が得られ，非麻痺側での加速のコントロールが少なくなったことは床反力前後方向成分でも確認できます．図Ⅱ-2-15 に麻痺側と非麻痺側の床反力を示します．上下方向については，AFO 装着によって麻痺側に荷重している時間が長くなっています．前後方向では，AFO の装着によって非麻痺側立脚期後半の前向きの床反力が増大し，麻痺側立脚初期の後ろ向き床反力が増大しています．このことは，動画 CG で非麻痺側から麻痺側への両脚支持期の床反力ベクトルの傾きとしてみることができます．装具なし歩行時（図Ⅰ-5-2）には，両脚の床反力ベクトルがほぼ鉛直上方向を向いていたのに対し，AFO 装着時（図Ⅱ-2-5）には前後に傾いて，健常者でみられる「ハ」の字に近くなっています．

　非麻痺側から麻痺側への加速・減速は，重心の進行方向速度に現れてくると考えられます．図Ⅱ-2-16 に重心の進行方向速度を示します．この図の横

■ 衝撃吸収

■ 底屈角度
■ 底屈モーメント

■ 衝撃吸収
■ ブレーキの作用
■ 床反力前後方向成分
■ 床反力上下方向成分

■ 床反力ベクトルの傾き

■ 重心の進行方向速度

第Ⅱ部　短下肢装具を利用した歩行

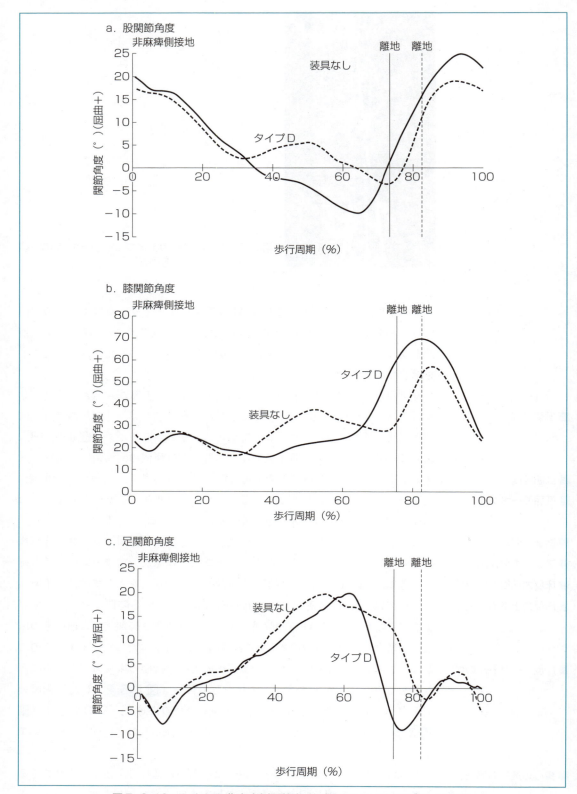

図Ⅱ-2-13　Aさんの非麻痺側関節角度（装具なしとタイプDの比較）

2. 装具なし歩行と装具歩行

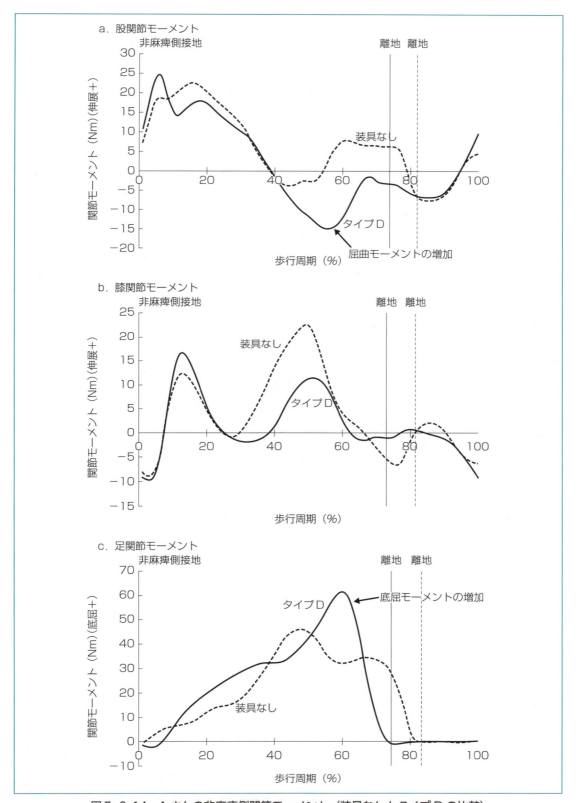

図Ⅱ-2-14　Aさんの非麻痺側関節モーメント（装具なしとタイプDの比較）

第Ⅱ部　短下肢装具を利用した歩行

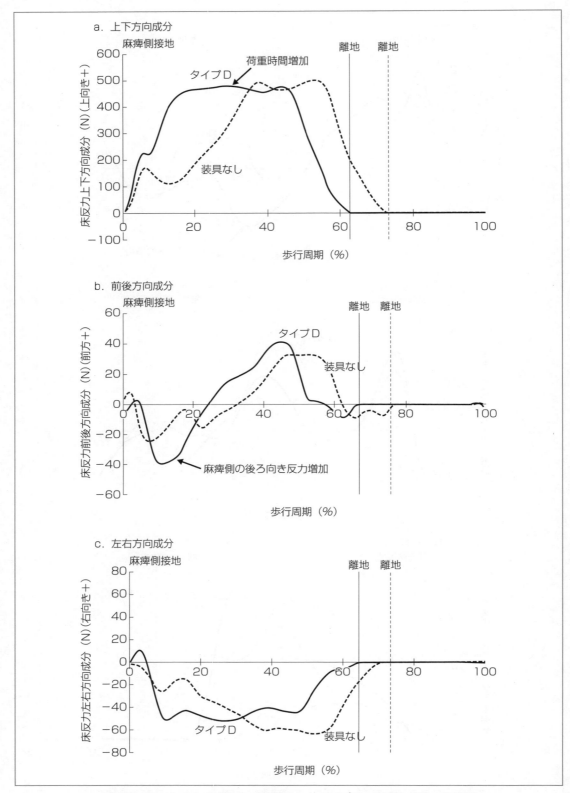

図Ⅱ-2-15　Aさんの床反力（装具なしとタイプDの比較）(1)　麻痺側

2. 装具なし歩行と装具歩行

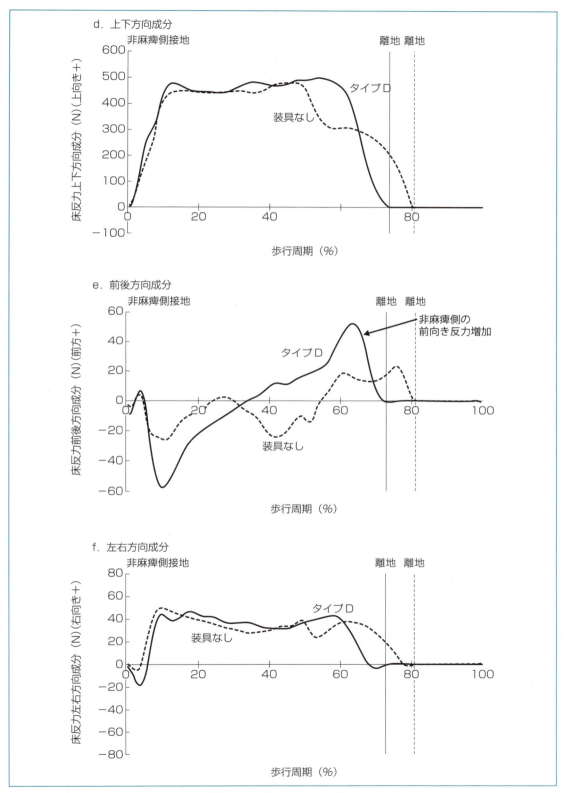

図Ⅱ-2-15　Aさんの床反力（装具なしとタイプDの比較）(2)　非麻痺側

第Ⅱ部 短下肢装具を利用した歩行

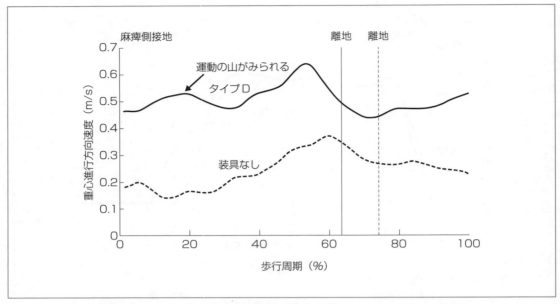

図Ⅱ-2-16 Aさんの重心の進行方向速度（装具なしとタイプDの比較）

軸の開始点は麻痺側の接地時です．装具なし歩行の非麻痺側から麻痺側へ移行する両脚支持期（図の最初の部分）では，健常者の歩行でみられた速度の山がみられず，速度は低下したままでした．AFO装着によって速度の山がみられるようになります．しかし，AFO装着でも，速度の山はもう一方の両脚支持期，すなわち麻痺側から非麻痺側の山よりは小さくなっています．

4　麻痺側の立脚中期

　AFO の装着によって立脚初期のアライメントが改善され，AFO による直接的な補助を受けない関節でも関節モーメントが変化することがわかりました．これらの改善は重心の動きに反映されるはずです．そこで A さんの AFO 装着時の重心の上下方向位置を，装具なし歩行時と比較してみましょう．図 II-2-17 に重心の上下方向位置の変化を示します．実線が AFO 装着，点線が装具なし歩行です．AFO 装着によって，重心の高さが装具なし歩行と比較してつねに 2 cm ほど高くなっています．これは歩行 1 周期を通じて，体幹の前傾が減少したためと考えられます．さらに予想したとおり，AFO 装着によって麻痺側立脚中期の重心の位置が上昇して，非麻痺側立脚中期との差が少なくなっていることがわかります．

■重心の上下方向位置の変化

　A さんの装具なし歩行では，立脚中期に足関節を中心とした下腿の前方回転がみられず，床反力作用点（COP）は前足部に留まったままほとんど動きませんでした．では立脚中期の足関節の動きと COP の動きに着目して，

■床反力作用点

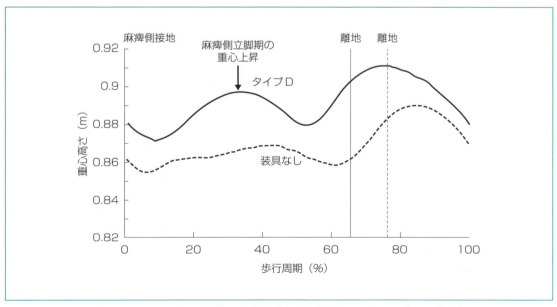

図 II-2-17　A さんの重心の上下方向位置（装具なしとタイプ D の比較）

第Ⅱ部　短下肢装具を利用した歩行

AFO装着時のCG動画（図Ⅱ-2-5）をみてみましょう．AFO装着時には，立脚中期から踵離れまでの間に下腿部が前方に回転していく様子がみられます．さらに，COPが足関節の真下付近から徐々に前方に移動してつま先まで移動しています．COPが前方に移動することは，底屈筋による大きな関節モーメントが発生していることを示します．COPの進行方向位置のグラフを図Ⅱ-2-18に示します．図Ⅱ-2-18の横軸は立脚期時間で，縦軸はCOPの進行方向位置を足関節位置をゼロ点として進行方向＋で示しました．したがって，大きな値ほどCOPが前方にあることを示します．AFO装着時には，COPが踵から発生して前方に移動していることが確認できます．このことは，COPの足底内の軌跡を示す図Ⅱ-2-19（aが装具なし，bがAFO装着）からも知ることができます．

■ 関節モーメント

■ COPの前方移動

■ 足関節底屈モーメント

立脚期中のCOPの前方移動は，麻痺側の関節モーメントのグラフ（図Ⅱ-2-8c）からも明らかです．関節モーメントのグラフから，AFO装着によって麻痺側立脚中期から後期にかけての足関節底屈モーメントが増大していることがわかります．ここで注意しなければならないことは，今回Aさんが装着しているAFOは図Ⅱ-1-4のタイプDのもので，足継手背屈方向に対してはフリーで動くものです．すなわち，足関節が背屈方向に動いたときには，AFOによる補助のモーメントはまったく発生していません．したがって，図Ⅱ-2-8でみられる底屈モーメントの増大は，Aさんご自身の筋活動によるものです．このように，AFOによって立脚初期のアライメントを改善することによって，AFOの補助がない立脚中期から後期にかけても，下肢の動きと関節モーメントを変化させることができるのです．

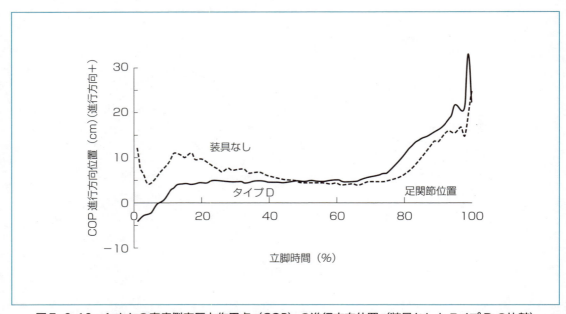

図Ⅱ-2-18　Aさんの麻痺側床反力作用点（COP）の進行方向位置（装具なしとタイプDの比較）

2. 装具なし歩行と装具歩行

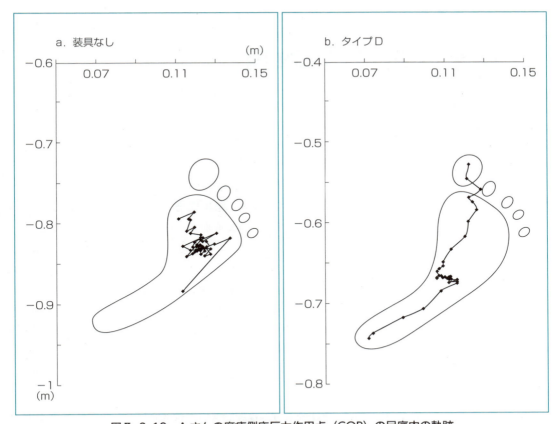

図Ⅱ-2-19　Aさんの麻痺側床反力作用点（COP）の足底内の軌跡

5　麻痺側の立脚後期

■ 重心の位置

　AFO装着によって，COPがつま先付近まで移動することがわかりました．このときの重心の位置をCG動画（図Ⅱ-2-5）で確かめてみましょう．装具なし歩行時には，立脚後期に支持基底面である足底を越えて前方移動していかなかった重心が，AFOの装着によって前方移動していく様子がわかります（図Ⅱ-2-20）．詳しくみてみると，装具なし歩行では麻痺側立脚後期のうち，非麻痺側が接地するまでの単脚支持期には，重心は支持基底面のなかにあり，非麻痺側が接地してからわずかに前方に移動していきます．しかし，AFO装着時には麻痺側立脚後期の単脚支持期のうちに，重心は支持基底面を越えて前方に移動するようになります．これは麻痺側の底屈筋が，重心の落下を支えられるようになったことを示しています．さらに装具なし歩行では，非麻痺側が接地して十分体重が移動してから麻痺側の踵離れが起こっているのに対し，AFO装着時には非麻痺側の接地直後から踵離れが起こり，つま先を軸とした足部の前方回転がみられます．健常者では反対側の接地直前から踵離れが起こるので，AFO装着によって健常者に近づいてきたといえます．

■ 踵離れ

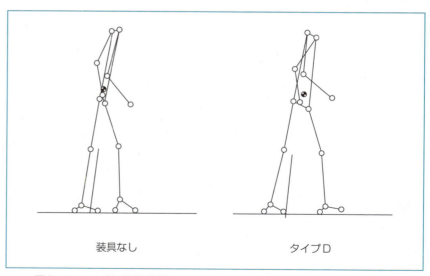

図Ⅱ-2-20　麻痺側立脚後期の様子（装具なし歩行とタイプDの比較）

2. 装具なし歩行と装具歩行

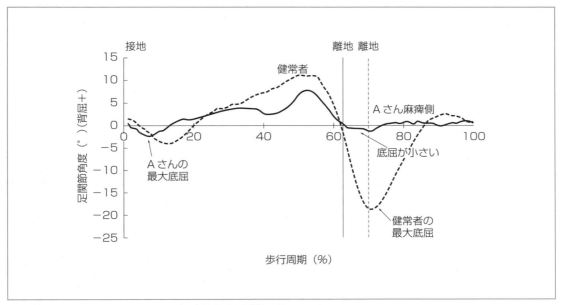

図Ⅱ-2-21　足関節角度の比較（健常者とAさんの麻痺側）

■ 重心の前方移動

　　重心の前方移動に伴い，股関節も伸展しながら前方に移動していきます．装具なし歩行では，股関節は立脚期中，つねに床反力ベクトルの後方にあり，関節モーメントは伸展方向でしたが，AFO装着によって股関節が床反力ベクトルを越えて前方に移動していくようになります．これは関節モーメントのグラフ（図Ⅱ-2-8a）で，立脚後期の股関節屈曲モーメントの発生として現れています．

■ 股関節屈曲モーメント

■ 足関節底屈角度

　　立脚期の最後には，COPの前方移動によって非麻痺側の歩幅が増大し，足関節の底屈角度と底屈モーメントの増加がみられます．AFO装着によって足関節底屈角度は増加しますが，足関節角度を健常者と比較してみると明らかに違うことがわかります（図Ⅱ-2-21）．健常者の足関節角度は，立脚初期と後期に底屈して，後期の底屈の方が圧倒的に大きくなっています．しかし，Aさんの場合はAFO装着でも立脚後期の底屈はあまり大きくなく，立脚初期の底屈の方が大きい値を示しています．

6 麻痺側の遊脚期

■ 下肢の振り出し

■ つま先離れ

　AFO装着によって生じた立脚後期の股関節屈曲モーメントは，遊脚に向けた下肢の振り出しのために使われます．Aさんが装着しているAFOには，底屈に対する制動とともに底屈した足関節を元の位置に戻すための戻りバネが内蔵されています．これらの働きによってAFO装着時にはつま先離れが改善され，体幹や非麻痺側の動きを使って下肢を振り出さなくてもよくなります．これをCG動画（図Ⅱ-2-5）で確かめてください．データとしては，麻痺側遊脚期の膝関節屈曲角度の増大，足関節角度の背屈位保持，非麻痺側立脚中期の股関節，膝関節の動きがスムーズになることなどに現れています．

7　体幹の動き

■ 体幹の前後傾角度

　CG動画（図Ⅱ-2-5）をみるとわかるように，AFOの装着によって体幹の動きも変化します．図Ⅱ-2-22に体幹の前後傾角度を示します．AFO装着によって前傾していた体幹が直立となり変動が小さくなります．

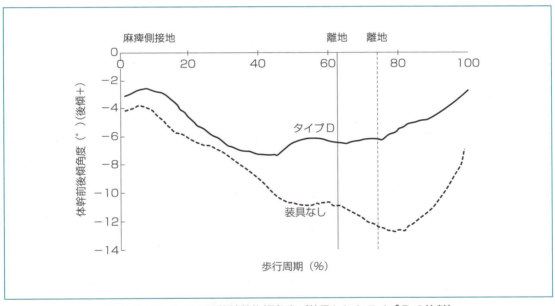

図Ⅱ-2-22　Aさんの体幹前後傾角度（装具なしとタイプDの比較）

8 短下肢装具による歩行の改善

これまでみてきたように，立脚初期の底屈制動の大きさを調節した AFO によって，A さんの歩行が 1 周期を通じて改善されることがわかりました．これをまとめると以下のようになります．

■ 麻痺側の改善点

（麻痺側の改善点）

- AFO が立脚初期の背屈筋の伸張性収縮を補助するモーメントを発生する．
- 踵接地からつま先接地にかけて，下腿部の適度な前傾が生じる．
- 膝関節伸展筋と股関節伸展筋が活動して，重心を前上方に移動させる．
- 麻痺側単脚支持期に重心が上昇する．
- 立脚中期に COP がつま先まで移動して，足関節底屈モーメントが増大する．
- 立脚中期から後期にかけて重心は支持基底面を越えて前下方に移動していく．
- 立脚中期から後期にかけて股関節が前方移動して，股関節屈曲モーメントが発生する．
- 立脚後期に AFO の補助によってつま先がもち上がり，股関節屈曲筋によって下肢が振り出される．
- 遊脚期の振り出しが容易となり，膝関節の屈曲が増大する．
- 遊脚期のつま先が上がり，次の接地に向けた準備が可能となる．
- 歩行 1 周期を通じて体幹の前傾が減少する．

■ 非麻痺側の改善点

（非麻痺側の改善点）

- 麻痺側接地での衝撃吸収とブレーキ作用が可能となるため，立脚後期の足関節底屈による加速をするようになる．
- 麻痺側遊脚期に下肢がスムーズに振り出されるために，非麻痺側立脚中期に股関節と膝関節の動きがなめらかになる．

■ 全体の改善点

（全体の改善点）

- 非麻痺側から麻痺側への両脚支持期で，健常者の歩行にみられるような加速・減速が行われるようになる．
- この時期の重心の進行方向速度が増大する．
- 麻痺側と非麻痺側の単脚支持期の重心の高さの差が少なくなる．

2. 装具なし歩行と装具歩行

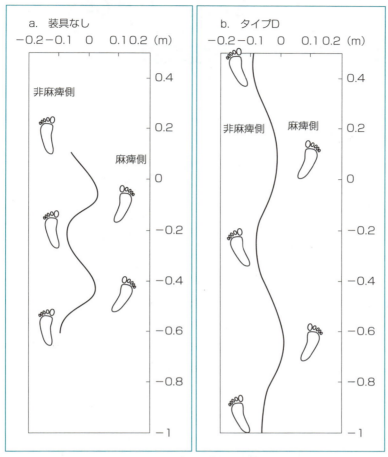

図Ⅱ-2-23　Aさんの水平面内の重心の軌跡

・両脚支持期が短縮する．
・歩行周期が短縮する．
・麻痺側，非麻痺側ともに歩幅が増大する．
・歩行速度が増大する．

■ 水平面内の重心の軌跡

AFOの効果を全体としてみるために，図Ⅱ-2-23に水平面内の重心の軌跡を示します．aが装具なし歩行，bがタイプDのAFO装着です．装具なし歩行時と比較して重心の蛇行が少なく，非麻痺側寄りから中央に移動していることがわかります．

3 他の短下肢装具との比較

1 使用した短下肢装具

■ シューホーン型 AFO

　第 2 章では A さんにもっとも適した AFO として，図Ⅱ-1-4 のタイプ D を選択して装具なし歩行と比較しました．次に他の AFO での歩行と比較してみます．他の AFO として，ここではもっとも一般的なシューホーン型 AFO を選びました．シューホーン型 AFO は図Ⅱ-1-4 のタイプ B です．タイプ B とタイプ D の AFO の違いは，足関節背屈方向の動きに対して，タイプ B では制動がかかり，タイプ D は自由に動くことです（図Ⅱ-3-1）．使用したシューホーン型 AFO は，4 mm の厚さのポリプロピレン製で，足関節にあたる内外果部を露出するようにトリミングしてあり，下腿後面の最狭部は幅が 6 cm 程度で，シューホーン型としては中程度の硬さといえます．また，初期角度は背屈 5 度に設定されています．この AFO は A さんが実際に使用していたものです．

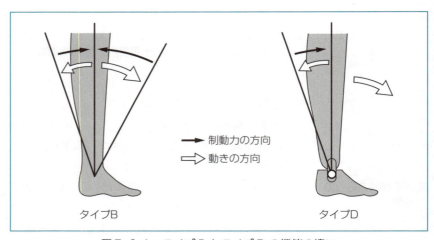

図Ⅱ-3-1　タイプ B とタイプ D の機能の違い

2 ビデオをみてみましょう

　いつものようにここでもまず，両方のAFOでの歩行をビデオで比較してみましょう．タイプBでの歩行は図Ⅱ-3-2，タイプDは図Ⅱ-2-3です．タイプBの歩行でも，装具なし歩行と比較すると多くの改善点がみられますが，タイプBをタイプDと比較するとリズムが滞りがちで，なめらかさに欠けるような印象を受けます．では実際に何が起こっているのかを，CG動画とデータで詳しくみていきます．

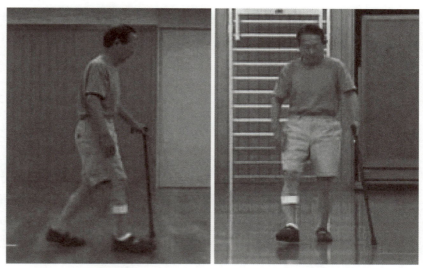

　　　　a．矢状面　　　　　　　　　　　　b．前額面
　　　図Ⅱ-3-2　AさんのタイプBを使用した歩行

3 歩行の基本データ

タイプBのAFOを使用した歩行時の基本データを**表Ⅱ-3-1**に示します．わかりやすくするために，装具なし歩行，タイプDの歩行と比較してグラフで示しました（**図Ⅱ-3-3**）．タイプBの歩行でも，装具なし歩行と比較して歩行周期が短縮，歩幅が増加，歩行速度が増加していますが，タイプDと比較すると歩行周期がわずかに長く，歩幅がわずかに短く，歩行速度がわずかに小さいことがわかります．

タイプBのAFOによる歩行のCG動画を**図Ⅱ-3-4**に示します．タイプDとの比較のために両者を重ねて**図Ⅱ-3-5**に示します．AFOの種類によって歩行速度に違いがあることがわかります．この違いはどこからきているのでしょうか．

- ■ 歩行周期
- ■ 歩幅
- ■ 歩行速度

表Ⅱ-3-1　AさんのAFO歩行の基本データ（タイプB）

	歩行周期 (s)				ストライド (m)	歩行速度 (m/s)
	1.416				0.672	0.494
麻痺側	両脚支持期1	単脚支持期	両脚支持期2	遊脚期	歩幅	
	0.193	0.373	0.237	0.613	0.311	
非麻痺側	両脚支持期1	単脚支持期	両脚支持期2	遊脚期	歩幅	
	0.237	0.490	0.193	0.400	0.361	
対称性（麻痺側/非麻痺側）％	81.7	76.1	122.4	153.3	86.1	

3. 他の短下肢装具との比較

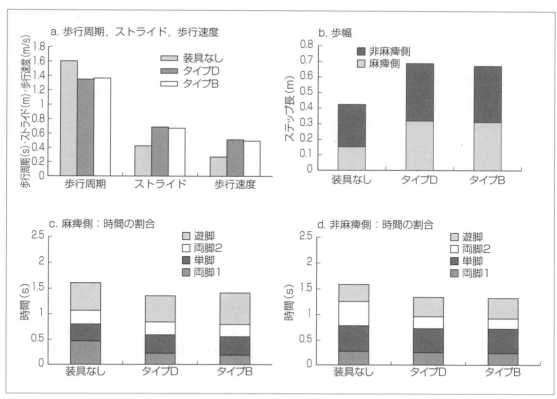

図Ⅱ-3-3 Aさんの歩行基本データ

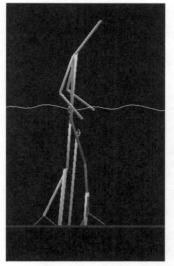

図Ⅱ-3-4 AさんのタイプBの装具を使用した歩行

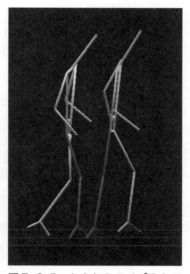

図Ⅱ-3-5 AさんのタイプBとタイプDの比較(左:タイプB, 右:タイプD)

4 2つの短下肢装具による歩行の比較

　AFO の違いによる歩行の変化は，装具なし歩行と AFO による歩行の違いほど明らかではありません．データをみるだけではわかりにくいために，ここでは両者の歩行を CG 動画で重ねてみることにします．両方の歩行の麻痺側踵接地時の時刻と位置を合わせて CG 動画で示します（図Ⅱ-3-6）．CG 動画では白がタイプ B，青がタイプ D の AFO です．スロー再生をしながら，足部と下腿部の動きに着目して比較してみましょう．どちらの AFO でも下腿が少しだけ後傾した状態で，接地したのちわずかに底屈してつま先接地に至ります．つま先接地の時点を比較してみると，タイプ B で膝関節がやや前方に出ています．これは AFO の底屈制動の大きさがタイプ B でわずかに大きいために，膝関節が前に押し出されたものと考えられます．これは膝関節モーメントの違いに現れていると予想されます．

■ つま先接地

■ 底屈制動

■ 歩行中の関節モーメント

■ 膝関節伸展モーメント

　図Ⅱ-3-7 にタイプ B とタイプ D で歩行中の関節モーメントを示します．麻痺側立脚初期の膝関節伸展モーメント（図Ⅱ-3-7b）は，タイプ B で約 15 Nm，タイプ D で約 10 Nm です．このことより A さんは，タイプ D に比べタイプ B の歩行時にごくわずかに膝関節伸展モーメントを多く必要としていると考えられます．

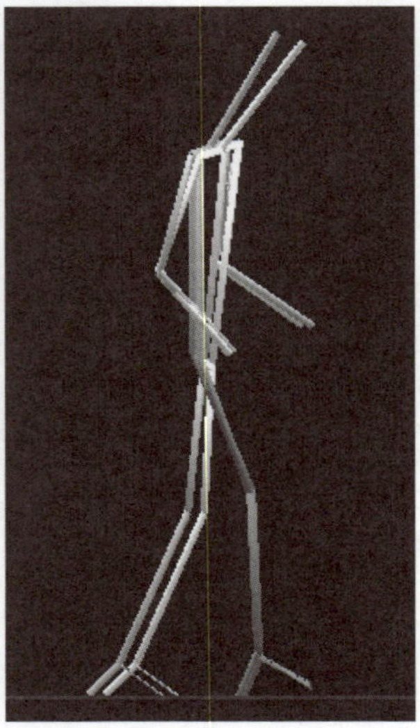

図Ⅱ-3-6　A さんのタイプ B（右）とタイプ D（左）の麻痺側接地を重ねて比較

3. 他の短下肢装具との比較

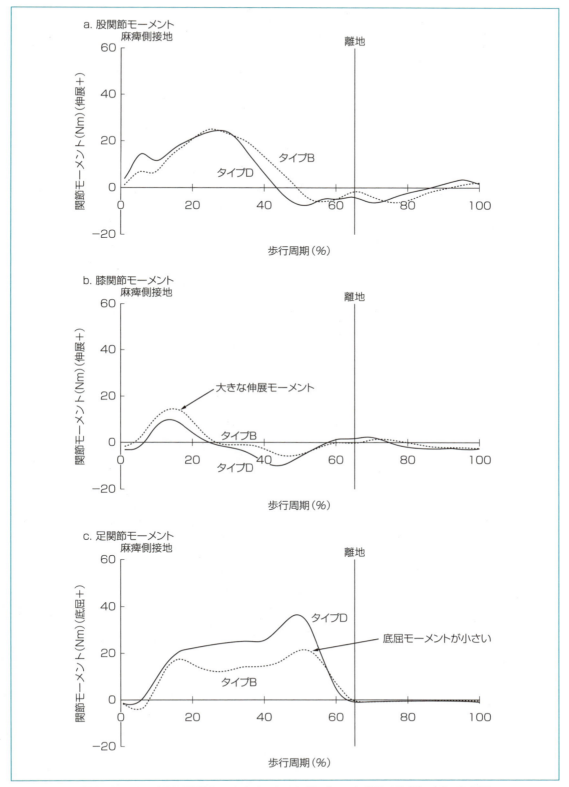

図Ⅱ-3-7　Aさんの関節モーメント（タイプBとタイプDの比較）(1) 麻痺側

第Ⅱ部　短下肢装具を利用した歩行

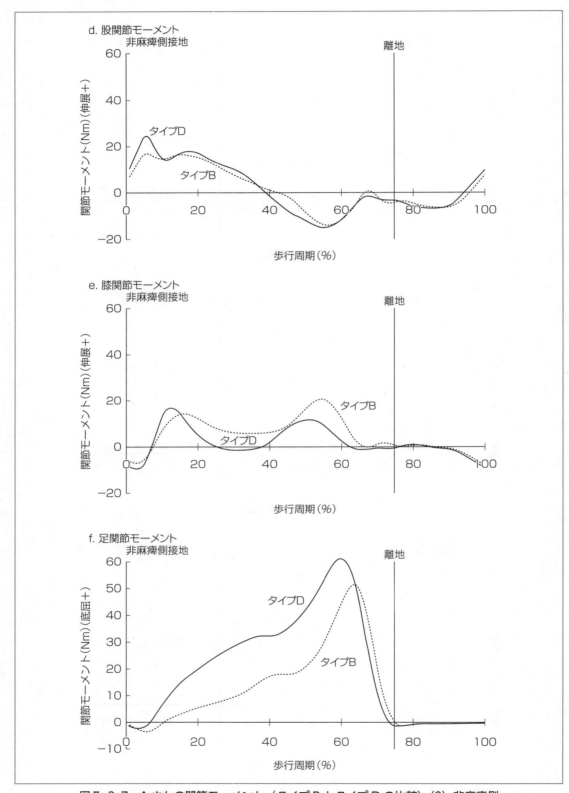

図Ⅱ-3-7　Aさんの関節モーメント（タイプBとタイプDの比較）(2) 非麻痺側

3. 他の短下肢装具との比較

■ 下腿部の前傾

つま先接地の後，足関節は背屈していきますが，タイプDのAFOでは下腿部の前傾がなめらかなのに対して，タイプBでは下腿部が直立した状態からなかなか前傾していきません．そこで，鉛直軸に対する下腿部の傾き角度を計算してみました（図Ⅱ-3-8）．図Ⅱ-3-9の結果では，マイナスの値は下腿部が鉛直より後傾していることを示し，プラスは前傾していることを示しています．参考までに健常者の結果も示しました．グラフから，タイプBのAFOではタイプDに比較して，立脚中期の下腿部の前傾が少ないことがわかります．タイプBとタイプDのAFOによるAさんの歩行時の関節角度を

■ 歩行時の関節角度

図Ⅱ-3-10に示します．タイプBでは麻痺側の足関節角度の動きが小さく

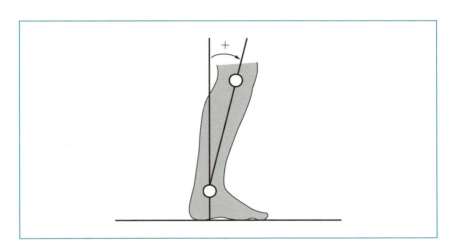

図Ⅱ-3-8　鉛直軸に対する下腿部の傾き角度の計算方法

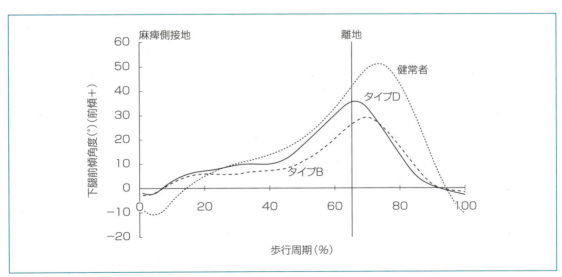

図Ⅱ-3-9　鉛直軸に対する下腿部の傾き（健常者，タイプDとタイプB）

第Ⅱ部 短下肢装具を利用した歩行

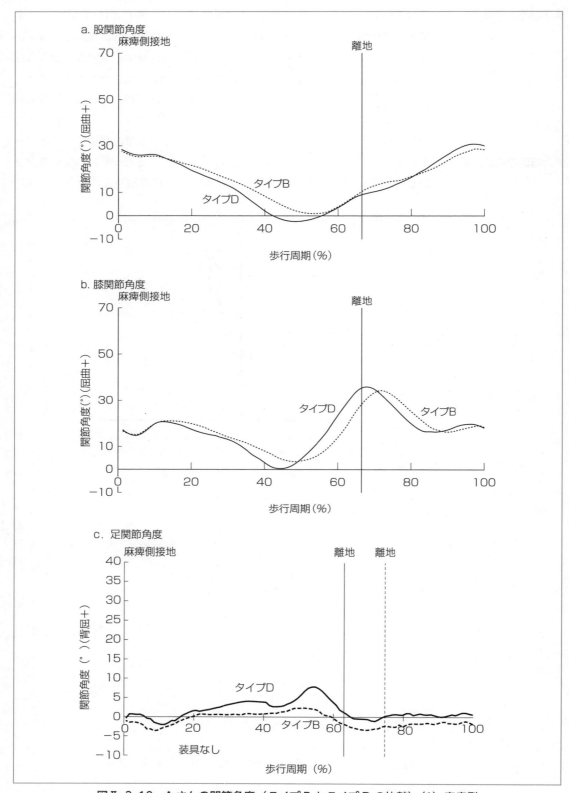

図Ⅱ-3-10 Aさんの関節角度（タイプBとタイプDの比較）(1) 麻痺側

3. 他の短下肢装具との比較

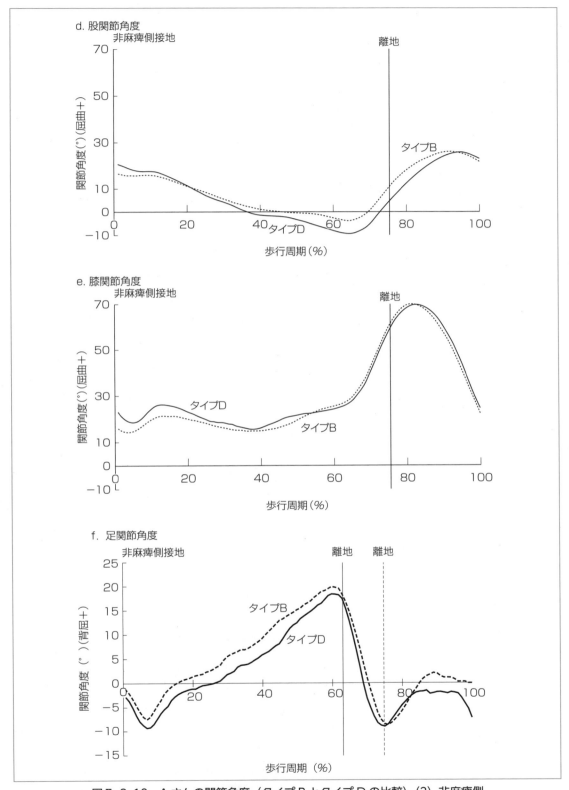

図Ⅱ-3-10 Aさんの関節角度（タイプBとタイプDの比較）(2) 非麻痺側

第Ⅱ部　短下肢装具を利用した歩行

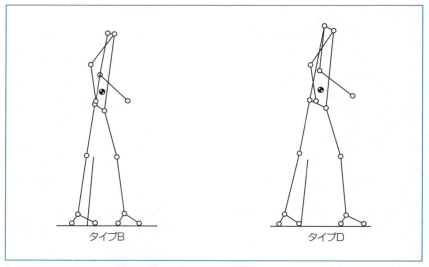

図Ⅱ-3-11　非麻痺側接地時のスティックピクチャー（タイプBとタイプD）

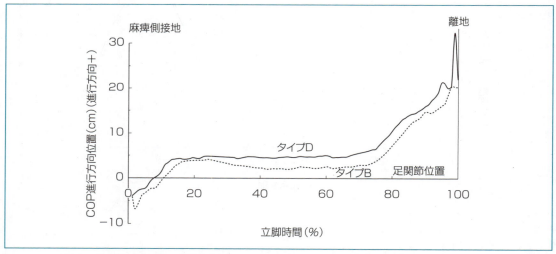

図Ⅱ-3-12　Aさんの床反力作用点（COP）の進行方向位置（タイプBとタイプD）

なっています．

　CG動画をもう少し進めて，左側非麻痺側接地の時点をみてみましょう．図Ⅱ-3-11は，CG動画より非麻痺側接地の時点のスティックピクチャーを切り出したものです．タイプBのAFOでは麻痺側の下腿部前傾が少なく，非麻痺側の歩幅が小さくなっています．またタイプDでは，非麻痺側接地の時点で麻痺側COPが前足部まで移動しているのに対して，タイプBではCOPが足底の中央付近にとどまったままであることがわかります．図Ⅱ-3-12にCOPの進行方向位置を示します．図Ⅱ-3-12の横軸は立脚期時間で，縦軸はCOPの進行方向位置を足関節位置をゼロ点として進行方向＋で示し

■スティックピクチャー

■COPの進行方向位置

3. 他の短下肢装具との比較

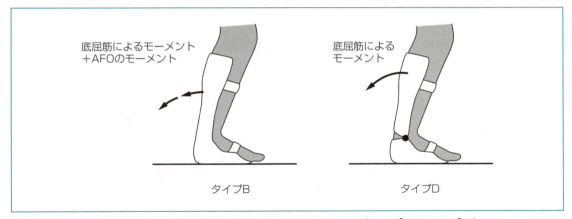

図Ⅱ-3-13 立脚中期の足関節まわりのモーメント（タイプBとタイプD）

ました．実線がタイプD，点線がタイプBです．タイプDの歩行で，COPがより前方に移動していることがわかります．COPの前方移動は，足関節モーメントに影響します．図Ⅱ-3-7cの関節モーメントのグラフより立脚後期の麻痺側足関節底屈モーメントはタイプBよりタイプDで大きくなっています．ここで注意しなければならないことは，タイプDのAFOは，AFOによる底屈モーメントの発生がなく，ここで得られた底屈モーメントはAさんの筋力のみによるものです．一方，タイプBのAFOでは，AFOの撓みによって底屈モーメントを発生しているため，ここで得られた底屈モーメントはAさんの筋力とAFOの発生しているモーメントの和になります（図Ⅱ-3-13）．結果から，タイプDの歩行で底屈モーメントが大きいことがわかり，このことは歩行中の関節モーメントは，局所的なAFOの補助よりもAFOによるアライメントの改善によって影響を受けるということができます．

■ 麻痺側足関節底屈モーメント

■ 股関節屈曲モーメント

COPの前方移動と非麻痺側歩幅の増大より，立脚後期に麻痺側の股関節が前方に移動していると考えられ，これより立脚後期の股関節屈曲モーメントの増大が予想されます．関節モーメントのグラフ（図Ⅱ-3-7a）をみると，麻痺側股関節屈曲モーメントはタイプDでわずかに大きくなっていますが，あまり大きな差ではありません．

これらの結果より，Aさんの歩行ではタイプBのAFOがもっている背屈制動の機能は必要がないことがわかりました．AFO装着によって，自分の筋力で立脚中期から後期の足関節背屈をコントロールすることができるAさんの場合は，AFOによる背屈制動は不必要なだけでなく，AFOによって足関節の自由な背屈を阻害していると考えられます．2種類のAFOによる歩行の違いを，そのほかのデータでもみてください．図Ⅱ-3-14に重心の進行方向速度を示します．タイプBのAFOでは，タイプDと比較して平均速度が小さいばかりでなく，速度の変動が大きいことがわかります．

■ 重心の進行方向速度

第Ⅱ部　短下肢装具を利用した歩行

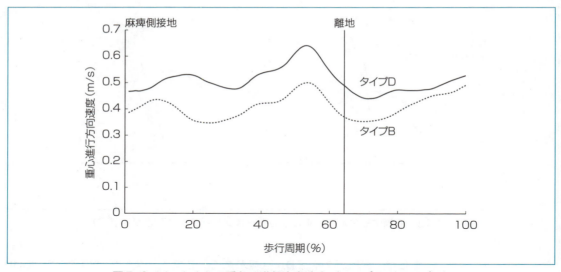

図Ⅱ-3-14　Aさんの重心の進行方向速度（タイプBとタイプD）

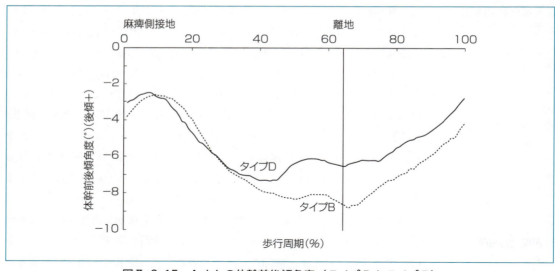

図Ⅱ-3-15　Aさんの体幹前後傾角度（タイプBとタイプD）

■ 体幹前後傾角度
■ 重心上下方向位置
■ 床反力

　図Ⅱ-3-15に体幹前後傾角度，図Ⅱ-3-16に重心上下方向位置，図Ⅱ-3-17に床反力を示します．Aさんに限らず，片麻痺者の歩行データは1歩ごとのばらつきが大きいため，タイプBとタイプDのAFOによる違いのようなわずかな違いを，データの上からみつけることは困難です．Aさんの場合は，AFOの違いがAFOの機能が直接影響する麻痺側足関節とすぐ隣りの膝関節に出ていましたが，それ以外の関節や体幹の動きには大きな違いがみられませんでした．これはAさんの歩行能力が高いことが関係していると考えられます．しかし，Aさんご自身は，タイプBのAFOの歩行で違和感を感

3. 他の短下肢装具との比較

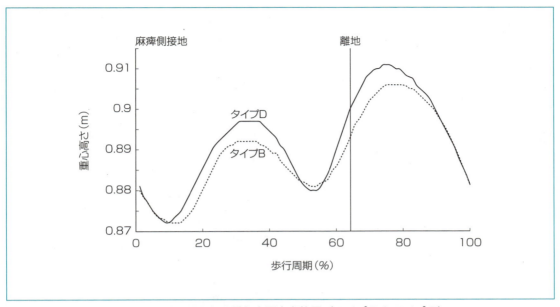

図Ⅱ-3-16　Aさんの重心上下方向位置（タイプBとタイプD）

じており，足関節の動きの少しの違いが使用者の感覚に影響することは明らかです．

第Ⅱ部　短下肢装具を利用した歩行

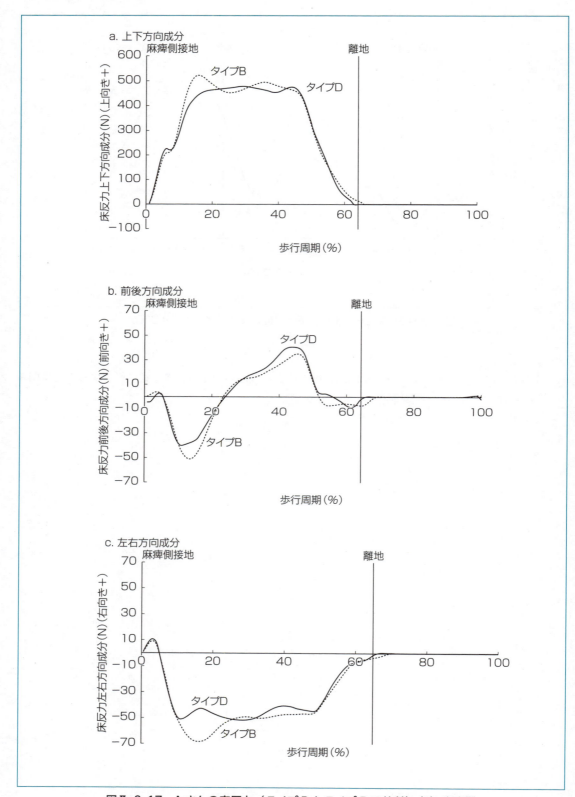

図Ⅱ-3-17　Aさんの床反力（タイプBとタイプDの比較）(1) 麻痺側

3. 他の短下肢装具との比較

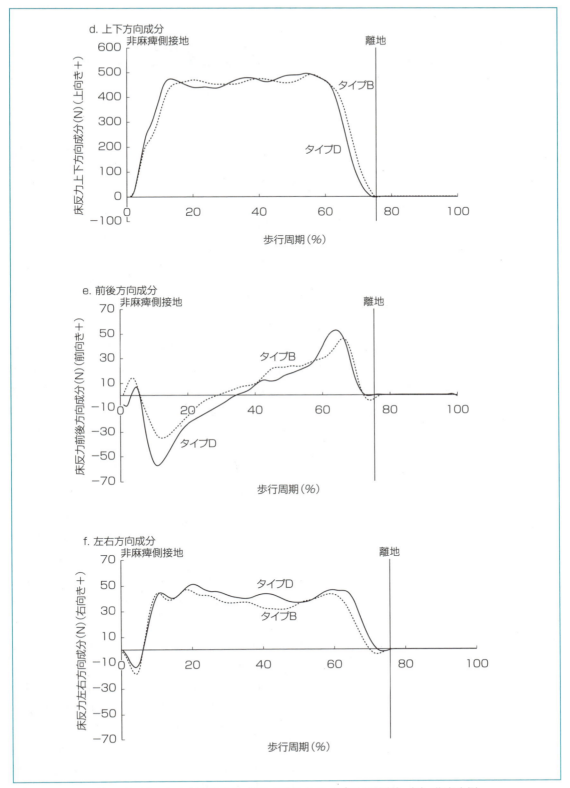

図Ⅱ-3-17　Aさんの床反力（タイプBとタイプDの比較）(2) 非麻痺側

5 短下肢装具による背屈制動の意味

■ 背屈制動

Aさんでは，タイプBのAFOがもつ背屈制動の機能が不必要であることがわかりました．そこでAFOの背屈制動について考えてみましょう．背屈制動の役割として従来から以下のことがいわれてきました．

①立脚中期の底屈筋の不十分な活動を補助し，膝関節が前に出過ぎないようにして膝折れを防ぐ．

②AFOによる立脚中期の制動モーメントを利用して，麻痺側の蹴り出しを補助する．

■ 膝折れ

このうち，膝折れについて考えると，膝折れは床反力ベクトルが膝関節の後方を通って膝関節を屈曲する方向に働き，膝関節伸展筋力が十分でない場合に起こります（**図Ⅱ-3-18**）．いいかえれば，膝折れは床反力ベクトルが膝関節の後方を通る場合にしか起こりません．床反力ベクトルはほぼ重心の方を向いているため，床反力ベクトルが膝関節の後方を通るのは，重心が膝関節より後方にある時期です．タイプBのAFOが背屈制動機能を発揮するのは，足関節が背屈し始める立脚中期以降です．すなわち，麻痺側に体重を載せることがむずかしく，麻痺側立脚中期に重心がまだ後方に残っている場合を除いて，AFOの背屈制動は膝折れの防止としては働かないと考えられます．

底屈筋の活動が不十分な場合に，AFOの背屈制動が立脚中期の下腿部前傾を補助するか否かについては，Aさんのように自分自身の力で背屈をコントロールすることができる場合には，背屈制動は自然な背屈を阻害してしまいます．しかし，立脚中期に急激な膝折れが起こる場合には，AFOの背屈制動によって安心して歩行することができるようになります．

■ 蹴り出し

■ 足関節角度

■ 足関節底屈筋の短縮性収縮

ここでAFOの制動が「蹴り出し」の補助をするかどうかについて，もう一度考えてみましょう．**図Ⅱ-3-19**に健常者とタイプBのAFOを装着したAさんの足関節角度を示します．これらのグラフでは，足関節の中立位をゼロ点としてあります．健常者では，足関節は立脚後期に中立位を越えて大きく底屈していきます．これは足関節底屈筋の短縮性収縮によるものです．タイプBのAFOを装着したAさんの歩行では，足関節の動きが小さく，立脚後期に中立位からわずかに底屈するだけです．タイプBのAFOでは，立脚中期の背屈方向の動きに対して制動をかけるとともに，反発力によって元に

3. 他の短下肢装具との比較

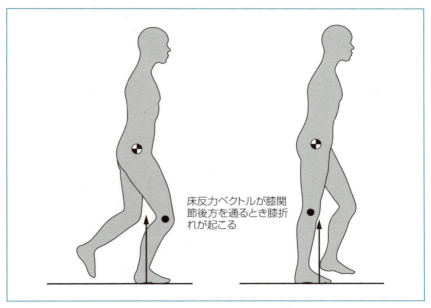

図Ⅱ-3-18　膝折れのメカニズム

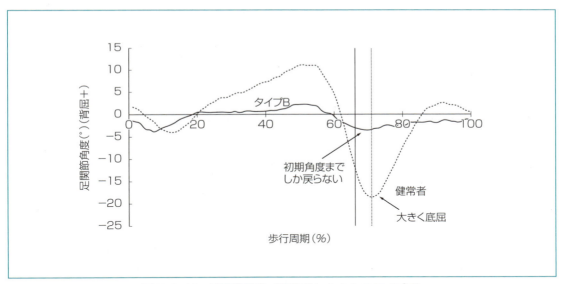

図Ⅱ-3-19　足関節角度（健常者とAさんのタイプB）

戻ろうとする力が発生します．この力は背屈した位置から初期角度まで戻る力であり，積極的な底屈補助として働いているわけではありません．足関節は初期角度まで戻った後にわずかに底屈しますが，このときのAFOは底屈位置から初期角度まで戻る力を発生します．この力はつま先をもち上げる方向に働きます．このように，AFOには制動によって積極的に「蹴り出し」を補助する機能はないといえます．

137

4 短下肢装具の機能を使用者に合わせるために

前に述べたように，AFOは歩行に対する機能の点から，底背屈両方向に対する制動と角度制限の有無，制動の大きさ，制限や制動が利き始める角度によって分類されます．各使用者に適したAFOの機能の選択は，装具なし歩行の状態や足関節運動機能，筋緊張の程度などによって決められることが理想です．しかし，現在までにそのような選択基準は明らかにされていません．そこでここでは，適切でないAFOの機能が片麻痺者の歩行にどのように影響するかについて述べることにします．まず麻痺側立脚初期についてAFOの底屈制動が大きすぎる場合，小さすぎる場合として述べますが，同じことがAFOの足関節初期角度調節についてもいえます．なぜなら，底屈制動が大きすぎるのは足関節の底屈が阻害されることを意味しているため，初期角度の過剰な背屈位設定と同様な影響があります．反対に底屈制動が小さすぎることは，足関節が必要以上に底屈されてしまう状態を意味しているため，初期角度の背屈不足と同様な影響があります．

■ 底屈制動が大きすぎる

■ 底屈制動が小さすぎる

（麻痺側立脚初期）

①AFOの底屈制動が大きすぎる場合（初期角度の過剰な背屈位設定）

・つま先接地のときに下腿部が後方から押される．

・つま先接地のときに踵を軸とした下肢の外旋がみられる．

・つま先接地のときに膝関節が不安定になる．

・麻痺側の歩幅が短い．

・麻痺側の接地が踵からでなく，真上からとなる．

・立脚初期に股関節が後方にひける．

②AFOの底屈制動が小さすぎる場合（初期角度の背屈不足）

・踵接地が困難．

・踵接地からつま先接地の時間が短い．

・立脚初期から膝関節が過伸展となる．

・立脚後期のつま先離れ（クリアランス）が悪い．

（麻痺側立脚中期・後期）

③AFOの背屈制動が不必要な場合

・背屈制動付きAFOで足関節の動きが小さくなる．

・背屈制動付きAFOで非麻痺側が前に出にくい．

4．AFOの機能を使用者に合わせるために

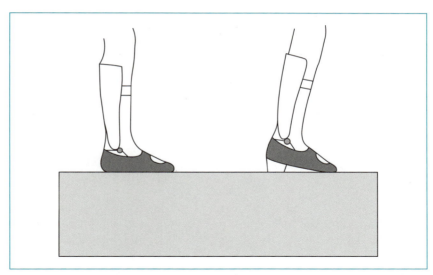

図Ⅱ-4-1　靴の踵の高さが初期角度に影響する

■ AFOの底屈・背屈制動機能

　AFOの底屈・背屈制動機能は，AFOの上から靴を履いた場合にも変わってきます．軟らかい靴の踵は底屈制動の補助となり，踵の高さは初期角度に影響します（図Ⅱ-4-1）．

　ここでは，平地歩行に対するAFOの機能のみについて述べましたが，実際のAFOの選択では平地だけでなく坂道や階段，椅子からの立ち上がりなどさまざまな動作を考慮しなければなりません．また，最終的なAFOの選択は機能だけでなく外観や重量，メインテナンスのしやすさ，装着のしやすさ，靴の履きやすさなど多くの要因が関わってきますが，これは本書の範囲ではないので割愛します．

　以上述べたように，AFOによって片麻痺者の歩行が大きく改善されることがわかりました．とくに重要なことは，AFOの影響はAFOが発生している力によるモーメントによるものだけでなく，AFO装着によって歩行中のアライメントが変化して，それによって片麻痺者自身の発生する関節モーメントが変化することです．AFOは，直接的には麻痺側足関節のみの補助を行

■ アライメントの改善

いますが，装着によるアライメントの改善は膝関節や場合によっては股関節，体幹までにも及びます．また，AFOの影響は，AFOが制動モーメントを発生している時点だけではなく，歩行1周期を通じて歩行に影響を与えます．片麻痺者では立脚後期のつま先離れが問題になることが多いのですが，

■ つま先離れ

立脚後期の問題の原因は立脚中期に，立脚中期の問題の原因は立脚初期にあることに注意が必要です．さらに立脚初期の接地には，その前の遊脚後期の接地準備が影響しています．このように，AFOによる歩行の改善を考えるときには局所ではなく全体をみること，問題の起きている時点だけではなく歩行周期全体を通じて考えることが重要です．各片麻痺者に適した機能をもっ

第Ⅱ部　短下肢装具を利用した歩行

たAFOを使用しながら，歩行中に麻痺側下肢に体重を載せ，重心を前方に移動していくことが可能であれば，より楽な歩行を実現できるようになります．片麻痺者の歩行のバイオメカニクスの理解が，歩行改善の一助になることを願っています．

付録
マーカー位置から下肢関節中心位置を推定する方法

今回は臨床歩行分析研究会の勧める方法にしたがって，以下に示す14点のマーカーを使用しました（図1）．

①左右肩峰
②左右股関節（大転子と上前腸骨棘を結ぶ線上で大転子から3分の1の点）
③左右膝関節（大腿骨遠位部最大左右径の高さで矢状面内の膝蓋骨を除いた幅の中央）
④左右足関節（外果点）
⑤左右第5MP関節（第5中足骨骨頭）
⑥左右肘関節
⑦左右手関節

上記のマーカー位置より身体内部の関節中心点を推定して計算をしています．推定の方法は以下のとおりです．

股関節点：左右の股関節マーカーを結んだ直線に沿って，線長の18％ずつ内挿する（図2）．

膝関節点：膝関節，足関節，MP関節マーカーの作る平面に垂直に膝関節マーカーから身長の2.6％内挿する（図3）．

足関節点：膝関節，足関節，MP関節マーカーの作る平面に垂直に足関節マーカーから身長の2％内挿する（図3）．

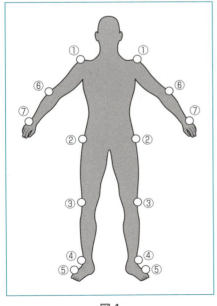

図1

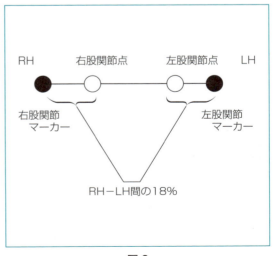

図2

付録　マーカー位置から下肢関節中心位置を推定する方法

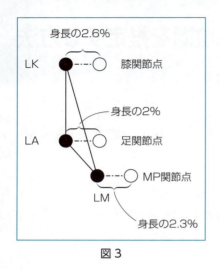

図3

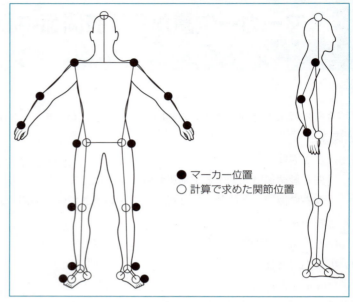

図4

　MP関節点：膝関節，足関節，MP関節マーカーの作る平面に垂直にMP関節マーカーから身長の2.3%内挿する（**図3**）．
　踵点：直立静止時の，足関節マーカー，MP関節マーカーと踵との相対位置関係をコンピュータに記憶させて計算により求める．
　頭頂点：直立静止時の，肩峰マーカー，股関節マーカーと頭頂との相対位置関係をコンピュータに記憶させて計算により求める．
　計算で求められた関節中心点を**図4**に○で示します．図の●はもとのマーカーの貼付位置です．左右肩峰，左右肘関節，手関節はもとのマーカー位置をそのまま使用しています．スティックピクチャーで表示した場合の足先はつま先でなく，MP関節点であることに注意してください．

索引

和文索引

●あ
アライメントの改善 139
足関節
　——と股関節の筋活動 83
　——まわりの関節モーメント 50
　——まわりの筋の働き 86
　——角度 101, 136
　——初期角度 93
　——点 5
足関節底屈 47
　——モーメント 60, 112
　——角度 115
足関節底屈筋
　——の関節モーメント 53
　——の伸張性収縮 71
　——の短縮性収縮 136
足関節底屈筋群 49, 55
　——の関節モーメント 58
足関節背屈 46
　——筋群 49

●い
位置エネルギー 71, 78

●う
右脚関節モーメント 57
後ろ向きの床反力 28
運動エネルギー 78

●え
遠心性収縮 66

●お
大きな歩幅 81

●か
下肢

　——の関節モーメント 52
　——の振り出し 116
　——関節モーメント 57
　——関節角度 36
下腿部
　——の前傾 127
　——の前方回転 104
加速度 23
過伸展位 40
外力 60
踵接地 19, 40, 91, 92, 98, 103
踵点 5
踵離れ 91, 92, 114
各筋の関節モーメント 60
片麻痺者
　——の歩行 2, 74, 83
　——の歩行の特徴 74, 75
　——の歩行中のパワー 72
　——の模式図 77
慣性力 58
関節モーメント 48, 49, 67, 87, 98, 101, 112
　——のパワー 66
関節角速度 67
関節角度 86, 98
　——の定義 36, 39
関節中心位置 7
関節中心点 4

●き
求心性収縮 66
金属支柱型 AFO 89
筋活動を示す関節モーメント 75
筋張力 49, 60
　——によるモーメント 49

●く
屈曲モーメント 58, 104

●け
蹴り出し 80, 136
軽度屈曲位 40
健常者
　——の関節モーメント 102
　——の歩行 76, 87
　——の立脚初期 101
　——の立脚中期 78
健常歩行中のパワー 69

●こ
股関節
　——モーメント 58, 63
　——まわりの関節モーメント 51
　——角度 40
　——屈曲モーメント 64, 115, 131
　——屈曲筋 50
　——伸展モーメント 60, 64
　——点 5
股関節伸展筋 50
　——の短縮性収縮 101
後方制動 89
合成ベクトル 24
合成床反力ベクトル 23, 24, 30
剛体リンクモデル 63
　——によるモデル化 48
骨盤回旋角度 44
　——の計算方法 45
「腰が引けた」状態 45

●さ
左右の床反力ベクトル 6, 19, 24
左右合成床反力 20, 27
　——上下方向成分 20, 21
左右方向床反力 31
左右床反力上下方向成分 23

143

索 引

●し

シューホーン型 AFO　90, 120
矢状面　2
　──の重心の動き　14
矢状面内の重心位置　15
矢状面内の床反力ベクトルの傾き
　27
時間因子　9
膝関節
　──まわりの関節モーメント
　　51
　──過伸展　104
　──角度　40
　──屈曲筋群　50
　──伸展モーメント　124
　──伸展筋群　50
　──点　5
膝伸展筋の伸張性収縮　70
受動要素　60
重心　6, 22, 28, 70
　──と支持基底面　14
　──の位置　114
　──の動き　10, 17
　──の加速・減速　30
　──の加速度　23, 80
　──の軌跡　10, 15
　──の左右の動きの時間変化
　　15
　──の上下動　11, 20, 24, 71
　──の上下方向位置の変化
　　111
　──の上昇　103
　──の進行方向速度　12, 13,
　　105, 131
　──の前方移動　76, 78, 115
　──の高さの時間変化　10,
　　11, 12
　──の落下　71
　──位置　13
　──移動　12
　──左右方向位置　16
　──上下方向位置　132
　──水平面内軌跡　17
　──速度　28
重力　6, 22, 48, 58
　──によるモーメント　49

　──加速度　6
衝撃吸収　70, 76, 104, 105
踵接地　19, 40, 91, 92, 98, 103
踵点　5
上下方向床反力　22
身体
　──の動き　36
　──の前方回転　76
　──重心　10
　──全体の動き　46
伸張性収縮　66, 67
伸展モーメント　58, 61, 104
伸展共同運動パターン　83
進行方向の重心位置の時間変化
　12

●す

スティックピクチャー　130
ストライド長　8
水平面内
　──の骨盤の回旋　45
　──の重心の軌跡　15, 119

●せ

ゼロ点　36
制限　89
制動　89
　──モーメント　98, 103
接地　34
全体の改善点　118
前額面　2
　──内の床反力ベクトルの傾き
　　31
前方移動　14, 46

●そ

装具なし歩行　2, 96
装具歩行　93
足圧中心　7
　──点　18
足関節
　──と股関節の筋活動　83
　──まわりの関節モーメント
　　50
　──まわりの筋の働き　86
　──角度　101, 136

　──初期角度　93
　──点　5
足関節底屈　47
　──モーメント　60, 112
　──角度　115
足関節底屈筋
　──の関節モーメント　53
　──の伸張性収縮　71
　──の短縮性収縮　136
足関節底屈筋群　49, 55
　──の関節モーメント　58
足関節背屈　46
　──筋群　49
足底内
　──の軌跡　35
　──の COP の移動　34
速度　23
側屈角度　41
　──の計算方法　43

●た

ダブルニーアクション　40
ダンベルの把持　48
体幹
　──に加わる関節モーメント
　　65
　──に作用するモーメント
　　63
　──の動き　41, 117
　──の前傾　104
　──の前後傾角度　117
　──の前後傾角度　41
　──前傾　64
　──前後傾角度　132
　──前後傾角度の計算方法
　　43
　──側屈角度　42
代償動作　75, 104
短下肢装具　86, 120
　──による歩行の改善　118
　──の機能　86
　──の機能分類　89
短縮性収縮　66, 67

●ち

力のモーメント　48

索 引

中立位　*36*
肘関節屈曲筋　*66*
直立アライメント　*12*

●つ
つま先接地　*36, 91, 98, 124*
つま先離れ　*92, 116, 139*

●て
底屈モーメント　*58, 61, 105*
底屈位　*40*
底屈角度　*105*
　——制限　*89*
底屈筋の伸張性収縮　*87, 92*
底屈筋の短縮性収縮　*69, 87, 92*
底屈制動　*93, 124*
　——モーメント　*103, 104*
　——が大きすぎる　*138*
　——が小さすぎる　*138*
底屈方向の関節モーメント　*50*
底背屈方向　*89*

●と
トウ・クリアランス　*83, 88*
等尺性収縮　*66, 68*
頭部や体幹の前傾　*76*
動作筋電図　*61*

●な
内外反方向　*89*

●に
ニュートンの法則　*22*

●は
バネを利用した AFO　*93*
パワー　*67, 68, 87*
背屈モーメント　*98*
背屈位　*40*
背屈筋のわずかな短縮性収縮
　92
背屈筋の伸張性収縮　*87, 91,*
　103
背屈制動　*136*
背屈方向の床反力によるモーメン
　ト　*50*

●ひ
非麻痺
　——側の改善点　*118*
　——側の関節角度　*38*
膝折れ　*136*
　——のメカニズム　*137*
膝関節
　——まわりの関節モーメント
　　51
　——過伸展　*104*
　——角度　*40*
　——屈曲筋群　*50*
　——伸展モーメント　*124*
　——伸展筋群　*50*
　——点　*5*
膝伸展筋の伸張性収縮　*70*
肘関節屈曲筋　*66*

●ふ
ブレーキの作用　*105*
プラスチック型 AFO　*89*

●へ
片麻痺者
　——の歩行　*2, 74, 83*
　——の歩行の特徴　*74, 75*
　——の歩行中のパワー　*72*
　——の模式図　*77*

●ほ
歩行
　——における下肢3関節の働き
　　71
　——の基本データ　*96, 122*
　——基本データ　*8*
　——時の関節角度　*127*
　——時の重心の左右の振幅
　　33
　——周期　*8, 96, 122*
　——速度　*8, 96, 122*
歩行中
　——のパワー　*69, 72*
　——の下肢関節モーメント　*57*
　——の関節モーメント　*124*
　——の重心の動き　*22*
　——の短下肢装具の働き　*91*

　——の床反力ベクトルと関節の
　　位置関係　*55*
歩行1周期
　——のパワー　*72*
　——時間　*98*
　——中のパワー　*69*
歩幅　*8, 96, 122*

●ま
麻痺側
　——の改善点　*118*
　——の関節角度　*37*
　——の遊脚期　*83, 116*
　——の立脚後期　*80, 114*
　——の立脚初期　*76, 98*
　——の立脚中期　*78, 111*
　——足関節底屈モーメント
　　131
　——立脚期の模式図　*60*
前向きの床反力　*27*

●み
右下肢関節角度　*36*

●ゆ
油圧ダンパー　*93*
　——付き AFO　*93*
油圧 AFO の機能　*94*
遊脚期の引きずり　*40*
床反力　*18, 22, 35, 132*
　——の方向　*19*
　——左右方向成分　*31*
　——作用点　*7, 18, 34, 111*
　——上下方向成分　*6, 25, 105*
　——上下方向成分の時間変化
　　20
　——前後方向成分　*27, 28,*
　　29, 105
床反力ベクトル　*6, 18, 28, 34,*
　49, 80, 98, 101
　——と関節の位置関係　*52,*
　　55, 56
　——の傾き　*105*
　——の作用線　*52*
　——の作用点　*81*
　——の長さの変化　*18*

145

索　引

●り
離床困難　*40*
力学的エネルギー　*71*
立位　*2, 6*
　——の関節角度　*36*
　——時の関節モーメント　*52*
立脚期の身体の前方回転　*46*
立脚初期の AFO の影響　*103*

数字・欧文索引

3 次元動作分析装置　*4*

●A
AFO
　——の硬さ　*93*
　——の底屈・背屈制動機能
　　139
　——の働き　*91*
　——の分類　*90*
　——を使用した歩行　*96*
　——足継手の機能の定義　*89*

●C
COP　*7, 34*

——の合成　*23*
——の進行方向位置　*130*
——の前方移動　*112*

●M
MP 関節点　*5, 6*

【著者略歴】

山本澄子（やまもとすみこ）
- 1974年 慶應義塾大学工学部卒業
- 1976年 慶應義塾大学大学院工学研究科修士課程修了
- 1976年 東京都補装具研究所研究員
- 1985年 工学博士号取得（慶應義塾大学）
- 1997年 東京都福祉機器総合センター主任技術員
- 1998年 東北大学大学院医学系研究科運動機能再建学分野助手
- 1999年 同分野講師
- 2000年 同分野助教授
- 2001年 国際医療福祉大学大学院教授

江原義弘（えはらよしひろ）
- 1972年 埼玉大学理工学部卒業
- 1974年 神奈川県総合リハビリテーションセンター
- 1994年 工学博士号取得（早稲田大学）
- 2000年 神奈川県総合リハビリテーションセンターリハビリテーション工学研究室長
- 2002年 帝京大学教授
- 2004年 新潟医療福祉大学医療技術学部教授
- 2005年 新潟医療福祉大学大学院教授

萩原章由（はぎわらあきよし）
- 1988年 専門学校社会医学技術学院理学療法学科卒業 横浜市立大学医学部附属病院
- 1989年 横浜市立老人リハビリテーション友愛病院
- 1990年 横浜市総合リハビリテーションセンター
- 1992年 横浜市立港湾病院
- 1994年 横浜市立大学医学部附属病院
- 1999年 横浜市立脳血管医療センター（現 横浜市立脳卒中・神経脊椎センター）

溝部朋文（みぞべともふみ）
- 1998年 国立療養所箱根病院附属リハビリテーション学院理学療法学科卒業 横浜市立大学医学部附属病院
- 1999年 横浜市立脳血管医療センター（現 横浜市立脳卒中・神経脊椎センター）

新ボディダイナミクス入門
片麻痺者の歩行と短下肢装具　Web動画付　ISBN978-4-263-26571-0

2018年9月1日　第1版第1刷発行

著　者　山本澄子　江原義弘
　　　　萩原章由　溝部朋文
発行者　白石泰夫
発行所　医歯薬出版株式会社
〒113-8612　東京都文京区本駒込1-7-10
TEL.（03）5395-7628（編集）・7616（販売）
FAX.（03）5395-7609（編集）・8563（販売）
https://www.ishiyaku.co.jp/
郵便振替番号 00190-5-13816

乱丁，落丁の際はお取り替えいたします　　印刷・三報社印刷／製本・皆川製本所

© Ishiyaku Publishers, Inc., 2018. Printed in Japan

本書の複製権・翻訳権・翻案権・上映権・譲渡権・貸与権・公衆送信権（送信可能化権を含む）・口述権は，医歯薬出版（株）が保有します．

本書を無断で複製する行為（コピー，スキャン，デジタルデータ化など）は，「私的使用のための複製」などの著作権法上の限られた例外を除き禁じられています．また私的使用に該当する場合であっても，請負業者等の第三者に依頼し上記の行為を行うことは違法となります．

〈JCOPY〉＜出版者著作権管理機構　委託出版物＞

本書をコピーやスキャン等により複製される場合は，そのつど事前に出版者著作権管理機構（電話03-3513-6969，FAX 03-3513-6979，e-mail：info@jcopy.or.jp）の許諾を得てください．

●バイオメカニクスを基礎から感覚的に楽しく学べ，
力学や数式に苦手意識をもった初学者に最適なテキスト！

基礎バイオメカニクス 第2版
理解が深まるパワーポイント　動画CD-ROM付

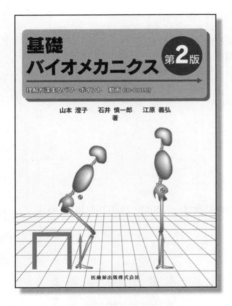

◀好評発売中▶

◆山本澄子・石井慎一郎・江原義弘　著
◆A4判　168頁　定価（本体3,900円＋税）
ISBN978-4-263-21941-6

■本書の内容と改訂ポイント

- 本書は「力学や数式が苦手」という学生や，あらためて基礎からバイオメカニクスを学びたいという医療職種のために，力学の基礎から立ち上がり〜歩行のバイオメカニクスまでを，感覚的に楽しく理解ができるよう工夫されている．
- 頁の左側にパワーポイントのスライド，右側に解説という構成で，付録のCD-ROMのパワーポイントと併用することでさらに理解が深まるようになっている．最終章では，実際に出題された国家試験問題で理解度が確認できる．
- 付録CD-ROMは，初版では授業などで使用可能なパワーポイントと動作分析アプリソフトが収載されていたが，第2版では動作分析アプリソフトを動画に編集しパワーポイントに埋め込み一本化したことで，利用者の利便性向上をはかった．
- パワーポイントの動画では，計測器で計測された実際の動きをＣＧを用いて示し，基礎知識に基づいた人の動きが学習できる．

■おもな目次

Chapter 1　力の合成と分解	Chapter 10　立ち上がりのバイオメカニクス
Chapter 2　生体におけるテコ	Chapter 11　歩き始めのバイオメカニクス
Chapter 3　重心の求め方	Chapter 12　歩行のバイオメカニクス1
Chapter 4　重心の速度・加速度	重心と床反力作用点
Chapter 5　床反力と重心加速度	Chapter 13　歩行のバイオメカニクス2
Chapter 6　床反力作用点（COP）とは何か	重心の動きを滑らかにする機能
Chapter 7　関節モーメントと筋活動	Chapter 14　歩行のバイオメカニクス3
Chapter 8　関節モーメントのパワー	歩行の観察—OGIGの方法
Chapter 9　ジャンプ動作	Chapter 15　演習問題

医歯薬出版株式会社　〒113-8612 東京都文京区本駒込1-7-10　TEL03-5395-7610　FAX03-5395-7611　https://www.ishiyaku.co.jp/